中国医学救援协会心理救援分会
健康教育与心理疏导系列丛书

造血干细胞移植患者
健康教育与心理疏导

主审◎肖　涛　彭宏凌　徐运孝
主编◎袁　晓　邓明扬　颜文哲　王志华

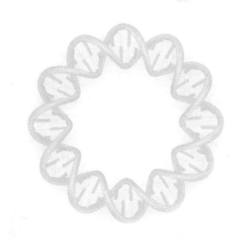

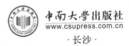

中南大学出版社
www.csupress.com.cn
·长沙·

U0369247

编 写 人 员

前言

　　血液系统恶性疾病曾经是一类严重危害人类生命健康的肿瘤性疾患，让人闻"白"（白血病）而色变，谈"淋"（淋巴瘤）而叹息。但是，近十年以来，得益于生命科学技术的飞速进展，医务工作者筚路蓝缕，夙兴夜寐，持续改善临床治疗流程，在白血病、淋巴瘤等血液系统恶性疾病的诊治方面取得了长足的进展，其中造血干细胞移植术是白血病、淋巴瘤等恶性血液病的重要治疗方法，也是最终能够治愈血液系统恶性疾病的唯一有效治疗方法。自20世纪60年代开展造血干细胞治疗以来，造血干细胞移植技术不断完善，曾经困扰移植领域的很多问题得到了有效解决。亲缘半相合移植技术的成熟，解决了造血干细胞来源的问题，使得"人人有供者"成为可能，更加高效地抗排斥药物的出现使得移植抗宿主病更加易于控制，移植后规范化管理和分子学监测有效地控制了移植后的复发。目前，虽然造血干细胞移植技术仍是一项复杂、高风险的医疗技术，但是得益于生命科学的助力，它正逐渐成为一项越来越安全和高效的治疗手段。

一项医疗技术的疗效一方面取决于医务人员娴熟的专业技能，另一方面也取决于患者及其亲属积极地配合治疗和良好的心理状态。自造血干细胞移植中心层流病区创建以来，我们秉承"人文层流"的理念，积极构建和谐的医患关系，重视诊疗过程中患者和其亲属的心理防护与疏导，在临床工作中取得一些积极的成果。如何能够以通俗易懂的语言把疾病和治疗的相关知识传递给患者和其亲属，一直是我们长期以来深入思考的核心问题。这本小册子是我们在工作之余反复研究、讨论的成果，力图用通俗的语言帮助患者及其亲属理解血液系统常见的疾病以及治疗方法。我们希望通过阅读这本小册子，帮助患者来理解疾病和治疗的过程，建立起对抗病魔的信心，也能够理解医务人员在具体临床工作中决策的缘由、艰难和勇敢。

俗话说得好，"医者父母心"，医务人员总是想把最好的治疗方法推荐给患者。俗话也说"是药三分毒"，任何的治疗手段都有不可预料的不良反应。医务人员对疾病治疗决策的时候，经常要面临这种不确定性和两难的境地，通过理性评估各种相关风险因素，医生通常会在临床获益与可能的并发症之间寻求最佳的平衡，但是仍不能将治疗并发症发生风险完全消除。俗话又说："狭路相逢勇者胜"，唯有医患双方都能够勇敢地面对治疗过程中各种不确定的风险，治疗方才有可能获得成功。

我们希望这本小册子在传递有关疾病和治疗方面知识的同时，也能够传递我们的善意和关爱，也希望大家在阅读过程中多提宝贵意见，我们也将虚心吸取您的建议，不断完善我们的工作，更好地服务患者和其亲属。

编 者

2022 年 12 月

扫一扫，听全书

目　录

01　疾病篇

扫一扫，听全书

1

02 治疗篇

03　心理防护与疏导篇

扫一扫，听全书

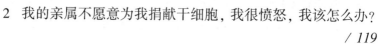

04　榜样的力量

扫一扫，听全书

01

基础篇

一、关于白血病的那些事

1 什么是白血病?

白血病(leukemia)是一类造血干(祖)细胞的恶性克隆性疾病,其克隆的白血病细胞自我更新增强、增殖失控、分化障碍、凋亡受阻,而停滞在细胞发育的不同阶段,在骨髓和其他造血组织中白血病细胞大量增生累积,浸润其他器官与组织,而正常造血功能受抑制。根据白血病细胞的分化成熟程度和自然病程,将白血病分为急性白血病(acute leukemia,AL)和慢性白血病(chronic leukemia,CL)两大类。

2 急性白血病与慢性白血病如何区分?

急性白血病包括急性淋巴细胞白血病(acute lymphoblastic leukemia,ALL)和急性髓系白血病(acute myeloid leukemia,AML)。急性白血病是造血干(祖)细胞的恶性克隆性疾病，发病时骨髓中异常的原始细胞及幼稚细胞(白血病细胞)大量增殖并浸润各种器官和组织，抑制正常造血。临床主要表现为贫血，出血，感染，肝、脾和淋巴结肿大等症状。

慢性白血病包括慢性淋巴细胞白血病(chronic lymphocytic leukemia，CLL)和慢性髓细胞性白血病(chronic myelogenous leukemia，CML)。慢性髓细胞白血病也称慢性粒细胞白血病，是一种发生在多能造血干细胞的恶性骨髓增生性肿瘤，主要涉及骨髓系。外周血粒细胞显著增多且有不成熟性，在受累的细胞系中，可找到 Ph 染色体和(或)BCR/ABL 融合基因(一种抗细胞凋亡的基因)，病程发展缓慢，脾大。CML 分为慢性期、加速期和急变期。

3 白血病会遗传吗?

目前尚无研究表明白血病是遗传性疾病，但有一定的遗传因素，如同卵双胞胎基因相同，其中一个出生的小儿患白血病后，另一个小儿患白血病的概率也会增加。白血病的病因尚未明确，很难预防。物理因素、化学因素可以避免，如少接触有毒有害的苯、甲醛等化学物质，减少接触放射线。

4 急性白血病的临床表现有哪些?

(1)贫血:贫血是常见且在疾病早期出现的症状,通常表现为严重的进行性贫血,患病后出现皮肤苍白、头晕乏力、浮肿及活动后气促等。

(2)发热:以发热为首发症状者占50%~84%,热型不定。导致发热的原因主要有:①白血病本身引起发热,由于白细胞转换率增加及核蛋白代谢亢进造成低热,一般不超过38 ℃,抗生素治疗无效;②感染,由于白血病患者成熟细胞缺乏,身体免疫功能降低,常导致各种感染,体温可高达39 ℃~41 ℃,是引起患者死亡的主要原因。常见感染有上呼吸道感染、咽炎、扁桃体炎、口腔炎等。

(3)出血:血小板减少及血管受异常幼稚细胞浸润导致出血。常见皮下出血,出血部位可遍及全身,以皮肤、齿龈、口腔及鼻黏膜出血最常见,其次为胃肠道、泌尿道、子宫和呼吸道出血。眼底出血要警惕,通常为颅内出血的先兆。

(4)异常白细胞浸润症状:①肝、脾增大最多见;②淋巴结肿大,多局限于颈部、腋下及腹股沟等处。全身淋巴结肿大以 ALL 最为多见,初诊时可达80%。纵隔淋巴结肿大以小儿 ALL 多见；③骨骼，患者常有胸骨下端叩痛和压痛，四肢关节酸痛或隐痛，严重者关节肿胀，部分患者可引起骨质疏松、溶骨性破坏，甚至病理性骨折；④神经系统，约有 2% 的急性白血病患者初诊时有脑膜白血病，如未进行中枢神经系统白血病预防处理，则在 70% 的 ALL 患者中，有 20%～40% 的儿童患者及 5% 的成人患者易患脑膜白血病。急性非淋巴细胞性白血病（acute non-lymphocytic leukemia，ANLL）也可发生脑膜白血病。

⑤ 慢性白血病的表现有哪些？

慢性白血病患者多系老年人，起病十分缓慢，往往无自觉症状，偶因实验室检查而确诊。慢性白血病患者可能表现以下症状：

（1）症状：早期可有倦怠乏力，逐渐出现头晕、心悸气短、消瘦、低热、盗汗、皮肤紫癜、皮肤瘙痒、骨骼痛，常易感染，约 10% 患者可并发自身免疫性溶血性贫血。

（2）体征：①淋巴结肿大，以颈部淋巴结肿大最常见，其次是腋窝、腹股沟和滑车淋巴结肿大，一般呈中等硬度，表面光滑，无压痛，表皮无红肿，无粘连。如纵隔淋巴结肿大，压迫支气管引起咳嗽，声音嘶哑或呼吸因难。CT 扫描可发现腹膜后肠系膜淋巴结肿大；②肝、脾增大，肝脏轻度增大，脾增大约占 72%，其脾脏一般在左肋下 3~4 cm，个别患者可平脐，增大程度不及慢性粒细胞白血病明显；③皮肤损害，可出现皮肤增厚，皮下结节，以致于全身性红皮病等。

6 我身体一直很棒，怎么可能突然就会得白血病呢?

白血病的病因尚不完全清楚，目前公认的致病因素有以下几种：

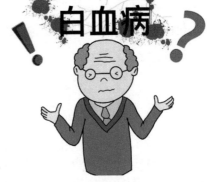

（1）物理因素：电离辐射能诱导白血病。

（2）化学因素：凡能引起骨髓不良增生的化学物质都有致白血病的可能，尤其是苯及其衍生物对造血组织有抑制作用，可引起白血病。

（3）遗传因素：某些遗传性疾病常伴较高的白血病发病率(多数具有染色体畸变和断裂)。如唐氏综合征易发急性粒细胞白血病和急性淋巴细胞白血病，比正常儿童患病概率高 15~20 倍。

（4）某些病毒感染与淋巴细胞白血病有关，例如人类嗜 T 细胞病毒（human T-cell virus，HTLV）和 EB 病毒（epstein barr virus，EBV）均可引发白血病。

7 诊断白血病是不是只要查个血常规就可以了？

根据患者临床表现、血常规、骨髓穿刺结果异常，基本可以确诊白血病。但是为了进一步确认白血病的种类，还需要额外的特殊检查，才能将白血病进行精准分类并给予最恰当的治疗，这些特殊检查包括细胞生化特殊染色、白血病免疫表型流式细胞仪检查、染色体检查、基因测序，等等。

8 得了白血病怎么办？我还有救吗？

随着医学的发展，白血病的诊疗技术在不断提升，治疗方案根据病种分型可采取不同的治疗方法。

（1）支持治疗：一旦确诊，接下来的 24~48 小时通常要为患者接受诱导化疗做准备，患者状况越好，对诱导化疗的耐受性就会越强，另外，需要纠正电解质失衡，维持适当尿量，主要是预防细胞崩解导致的肾衰竭。

（2）化疗：化学药物治疗（简称化疗）是为了清除白

血病细胞克隆，重建骨髓正常造血的功能。虽然白血病的化疗毒性较大，且感染是化疗期间导致患者死亡的主要原因，但是如果不治疗或者治疗无效的白血病患者只能生存2~3个月。

（3）造血干细胞移植：重建机体造血功能和免疫功能。

（4）靶向治疗：靶向治疗分为针对发病机制的分子靶向治疗和针对表面分子的靶向治疗。

二、隐秘的杀手——多发性骨髓瘤

1 什么是多发性骨髓瘤?

多发性骨髓瘤（multiple myeloma，MM）是恶性浆细胞病中最常见的一种类型，又称骨髓瘤、浆细胞骨髓瘤或 Kahler 病。多发性骨髓瘤的特征是单克隆浆细胞恶性增殖并分泌大量单克隆免疫球蛋白。恶性浆细胞无节制地增生、广泛浸润和大量单克隆免疫球蛋白的出现及沉积，正常多克隆浆细胞增生和多克隆免疫球蛋白分泌受到抑制，从而引起广泛骨质破坏、反复感染、贫血、高钙血症、高黏滞综合征、肾功能不全等一系列临床表现并导致不良后果。多发性骨髓瘤发病率估计为(2~3)人/10万，男女比例为1.6∶1，大多数患者年龄>40岁。

2 多发性骨髓瘤的病因有哪些?

目前对于多发性骨髓瘤的病因并不是特别明确，它的发生可能和多种因素有关。

（1）化合物：如苯、除草剂、染发剂等都有一定关系。

（2）物理因素：主要指各种放射线，比如核辐射、X射线、微波辐射、电离辐射等。

（3）生物因素：主要是各种病毒，比如乙肝病毒、丙肝病毒、巨细胞病毒、人乳头瘤状病毒等。

3 多发性骨髓瘤早期会有什么症状呢?

多发性骨髓瘤患者早期症状表现为以下两种。

（1）骨痛、病理性骨折：由于骨髓瘤细胞分泌破骨细胞活性因子而激活破骨细胞，使骨质溶解、破坏，所以骨痛是最常见的症状，多为腰骶、胸骨、肋骨疼痛。如果在活动后某一局部出现剧痛，可能是发生了骨折。

（2）贫血和出血：贫血较常见，为首发症状，早期贫血较轻，症状不是很明显，可能有活动后乏力、头晕、耳鸣等；也可能表现为皮肤瘀斑、出血点、鼻出血等出血症状。

4 如何诊断多发性骨髓瘤？

（1）诊断标准：①骨髓象显示单克隆浆细胞增多（≥10%）和（或）组织活检证实患有浆细胞瘤；②血清和（或）尿出现单克隆 M 蛋白；③骨髓瘤引起的相关改变：校正血清钙>2.75mmol/L，肾功能损害（肌酐清除率<40 mL/min 或肌酐>177 μmol/L），贫血（血红蛋白低于正常下限值 20 g/L 或<100 g/L）；④通过影像学检查显示一处或多处溶骨性病变；⑤若无靶器官损害，但有以下一项或多项指标异常，骨髓象显示单克隆浆细胞比例≥60%，受累/非受累血清游离轻链比例≥100；磁共振（MRI）检查出现多于一处 5 mm 以上局灶性骨质破坏。

（2）诊断多发性骨髓瘤：需满足上述诊断标准中第①条及第②条，加上第③条中任何一项。

5 多发性骨髓瘤有很多种吗?

　　浆细胞具有分泌免疫球蛋白的作用,而多发性骨髓瘤是发生在骨髓部位的恶性浆细胞增殖,所以多发性骨髓瘤的分型主要标准就是基于分泌免疫球蛋白的种类来进行的。

　　根据免疫球蛋白的类型可以分为 IgG 型、IgA 型、IgD 型、IgM 型、IgE 型、轻链型、双克隆型及不分泌型。每一种又根据轻链类型分为 κ 型和 λ 型。其中,临床上最常见的就是 IgG 型多发性骨髓瘤。

6 多发性骨髓瘤会复发吗?

　　多发性骨髓瘤是有可能复发的,治疗时机晚可能会影响多发性骨髓瘤的复发机会。一般发现越早,治疗越及时,复发的概率相对较小。此外,是否复发还与多发性骨髓瘤的类型、患者间体质差异等因素有关。多发性骨髓瘤复发后依旧可以用药物等方法进行治疗,在生活中避免与致癌物质接触,适当参加体育锻炼,加强营养等也有助于预防复发。所以患者应该积极接受治疗,能有效改善症状,延长生存期。

7 我的家人是多发性骨髓瘤患者，我们在日常生活中应该注意什么？

(1)在患有多发性骨髓瘤的早期，可以按骨科医生的意见佩戴支具，尽量减少活动。睡卧时应睡硬板床。

(2)饮食方面要保证清洁饮食，不吃生冷、隔夜食物，避免消化道感染。

(3)患者发生高尿酸血症或高钙血症的时候，一定要让患者多饮水，防止病情加重。

(4)对于行动不便的老年人，家里人应该陪护，以免起床的时候坠伤或者发生病理性骨折。

(5)出现手脚麻木等周围神经病变症状时，可使用营养神经药物缓解。戴手套和穿鞋袜也可以保护末梢循环。

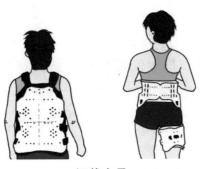

佩戴支具

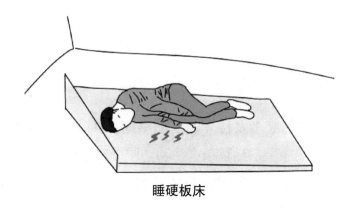

睡硬板床

8 我是多发性骨髓瘤患者，长期服用来那度胺需
要注意些什么？

　　临床上针对多发性骨髓瘤的治疗，经常会使用来那度胺这一药物，来那度胺通过调节患者的免疫功能以及抑制肿瘤的血管生成，来达到治疗多发性骨髓瘤的目的。但是，在长期口服来那度胺时，应该要定期监测血常规、肝功能、骨髓细胞学变化、免疫固定电泳等检查，通过上述检查来指导使用来那度胺药物的剂量及用药时间。

9 多发性骨髓瘤患者需做造血干细胞移植的话，有年龄限制吗？

针对多发性骨髓瘤患者，一般推荐造血干细胞移植。年龄<65 岁，初治多发性骨髓瘤的患者，经过 3~4 个疗程的化疗后，采用自体造血干细胞移植作为巩固治疗。

10 多发性骨髓瘤患者使用硼替佐米会有什么不良反应吗？应该注意些什么？

（1）肠胃不适：恶心、呕吐、腹泻等，告知医生，适时地给予止吐药、止泻药或补充水分及电解质溶液，预防脱水和电解质紊乱，选择清淡的饮食。

（2）倦怠：使用硼替佐米会出现倦怠，应避免开车或操作危险机械及从事需要集中注意力的工作。

（3）血小板减少症：可通过药物剂量的调整和支持照护来加以处理，患者通常可在随后的 10 天休息期间内逐渐恢复。平时选用软毛牙刷刷牙，避免碰撞、跌倒或其他伤害。

（4）周围神经病变：可通过药物剂量的调整和支持照护来加以处理，大部分的患者停药后都可以逐渐恢复。

（5）疱疹病毒再活化：可通过静脉注射或口服抗病毒药物（如阿昔洛韦）进行治疗。

三、狡猾的敌人——淋巴瘤

① 什么是淋巴细胞？

淋巴细胞是白细胞的一种，分为 B 淋巴细胞、T 淋巴细胞和 NK 细胞，它们主要存在于人体的淋巴组织中，是发挥免疫功能的"主力军"。这些淋巴组织包括胸腺、

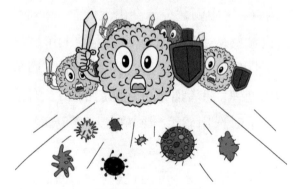

淋巴细胞消灭病毒

骨髓、脾和淋巴结。除此之外，在消化道和泌尿生殖道等黏膜下也有大量的淋巴组织，这些淋巴组织互相"联络友亲"组成一个大的"关系网"，淋巴细胞则在淋巴组织内流动"巡逻"，随时"检测"和"清理"入侵的"敌人"。

② 淋巴瘤有哪些分型?

淋巴瘤分为霍奇金淋巴瘤（Hodgkin's lymphoma，HL）和非霍奇金淋巴瘤（non-Hodgkin's lymphoma，NHL）。霍奇金淋巴瘤依据病理特征可分为两大类，即结节性淋巴细胞为主型 HL 和经典型 HL，其中经典型 HL 又进一步分为 4 种亚型。不同病理类型的 HL 的临床表现、EB 病毒（EBV）感染相关性、治疗反应及预后有所差异。非霍奇金淋巴瘤根据细胞来源不同主要分为 B 淋巴细胞型和 T 淋巴细胞型或 NK 细胞型，以 B 淋巴细胞型多见，每种类型又有各自的亚型，多达 70~80 种，根据生物学行为和临床表现不同又有惰性、侵袭性和高度侵袭性之分。因此，不同类型的淋巴瘤治疗也不尽相同。

90% 的患者以浅表淋巴结肿大为首发症状就诊。早期肿大的淋巴结为无痛性、表面光滑、可活动性结节，晚期肿大的淋巴结相互融合，与皮肤粘连固定，如增大迅速或侵犯神经的可引起疼痛。浅表淋巴结多以颈部多见，其次为腋下、腹股沟区。淋巴瘤分型如下：

Ⅰ期：单个淋巴结区域或者局灶性单个结外器官受累。

Ⅱ期：横膈同侧的两组或多组淋巴结受累，或局灶性单个结外器官及其区域淋巴结受侵犯，伴或不伴横膈同侧其他淋巴结区域受侵犯。

Ⅲ期：横膈上下淋巴结区域同时受侵犯，可伴有局灶性相关结外器官、脾受侵犯或两者均有。

Ⅳ期：弥漫性（多灶性）单个或多个结外器官受侵犯，伴或不伴相关淋巴结肿大，或孤立性结外器官受侵犯伴远处（非区域性）淋巴结肿大，如肝或骨髓受累，即使局限也属于Ⅳ期。

③ 诊断淋巴瘤需要做什么检查？

诊断淋巴瘤可进行血常规、血生化、血沉、骨髓穿刺、影像学检查等，少数患者伴贫血可出现 Coombs 试验阳性，而淋巴结活检是诊断淋巴瘤最主要的依据。

4 为什么会得淋巴瘤呢?

淋巴瘤的病因尚未完全明确,但目前考虑的主要致病因素有以下几种:

(1)物理因素:带有大剂量放射性辐射对人类淋巴瘤的发生有促进作用。

(2)化学因素:长时间接触化合物与恶性淋巴瘤的发病有一定的联系。

(3)免疫因素:免疫缺陷是恶性淋巴瘤的重要病因之一,特别是病毒感染容易导致淋巴瘤。

(4)遗传因素:淋巴瘤可见明显的家族聚集性,如兄弟姐妹可先后或同时患恶性淋巴瘤。

(5)病毒因素:与恶性淋巴瘤关系比较密切的病毒有 EB 病毒、人类嗜 T 淋巴细胞病毒、人类嗜 B 淋巴细胞病毒等。

5 我得了淋巴瘤会传染给家人吗?

淋巴瘤不会传染,肿瘤患者本身并不是传染源。虽然癌细胞在患者体内能够到处扩散或转移,但它不会像细菌和病毒那样,从一个人传染给另一个人。另外,癌细胞对于他人而言就是一种异物，他人机体可通过强大的免疫排异能力，将癌细胞破坏掉，从而不被侵袭。

6 父母是淋巴瘤患者，会遗传给小孩吗？

传染和遗传是两个截然不同的医学概念。前者是细菌或病毒引起的传染性疾病，如肺结核、肝炎等；后者是由于血缘关系，使家族内多人患同一种疾病。所以有家族史的淋巴瘤患者的下一代患淋巴瘤的风险较常人更高。

7 是不是摸到脖子上的淋巴结肿了，就是得了淋巴瘤啊？

单纯的淋巴结肿大不能确诊就是淋巴瘤。机体发生炎症反应也可出现淋巴结肿大的表现，淋巴瘤确诊需要依靠病理组织学检查。

8 我得了淋巴瘤怎么办？

积极就诊，寻求专业的、规范化的治疗。淋巴瘤治疗采用放疗、化疗、手术和造血干细胞移植。淋巴瘤具有高度异质性，治疗差别大，不同病理类型和分期的淋巴瘤无论从治疗强度和预后上都存在很大差别。某些类型的淋巴瘤早期可以单纯实施放疗。放疗还可用于化疗后巩固治疗及移植时辅助治疗，淋巴瘤化疗多采用联合化疗，可以结合靶向治疗药物和生物制剂。近年来，淋巴瘤的化疗方案得到了很大改进，很多类型淋巴瘤的患者长期生存率都得到了很大提高；对 60 岁以下的患者，能耐受大剂量化疗的中、高、危患者，可考虑进行自体造血干细胞移植。部分复发或骨髓受到侵犯的年轻患者还可考虑异基因造血干细胞移植。

⑨ 淋巴瘤治疗花费高吗?

淋巴瘤的治疗主要花费在药品上。除常用的化疗药物外，临床上多使用 CD20 单克隆抗体、西达本胺、CAR-T 以及新型靶向制剂等方式治疗淋巴瘤。不同的治疗方案，淋巴瘤的治疗费用会出现很大的差别，具体要根据其病情，结合相应的治疗方案来计算。

⑩ 淋巴瘤的治疗效果怎么样?

淋巴瘤的治疗已取得了很大进步，霍奇金淋巴瘤已成为化疗可治愈的肿瘤之一。霍奇金淋巴瘤以淋巴细胞为主型的治疗预后最好，5年生存率为94.3%，其次是结节硬化型，混合细胞型较差。霍奇金淋巴瘤Ⅰ期与Ⅱ期5年生存率在90%以上，Ⅳ期为31.9%。伴有全身症状的霍奇金淋巴瘤患者比无全身症状者预后差；儿童及老年患者预后一般比中青年患者要差；女性患者预后较男性患者为好。

根据肿瘤细胞增殖速度和临床特点，非霍奇金淋巴瘤可分为高度侵袭性、侵袭性和惰性非霍奇金淋巴瘤。高度侵袭性非霍奇金淋巴瘤增殖速度快，易出现其他器官受侵，如淋巴母细胞淋巴瘤和伯基特（Burkitt）淋巴瘤。虽然恶性程度高，但有潜在治愈的可能性。常采用高剂量强度或急性淋巴细胞白血病的方案治疗。惰性非霍奇金淋巴瘤细胞增殖速度慢，但对化疗相对不敏感，属于化疗不能治愈的肿瘤，治疗可以改善生活质量和延长生存时间。

11 在日常生活中，淋巴瘤患者要注意些什么?

患者除坚持定期巩固强化治疗之外，于缓解期或疗程结束后需保证充分的休息、睡眠。可适当进行室外锻炼，微微出汗即可，如散步、打太极拳等，以提高机体免疫功能。定期复查血常规，如出现乏力、发热、盗汗、消瘦等身体不适情况，应立即到医院复诊。

12 在饮食上有什么特殊要求吗？

淋巴瘤在治疗方式上有很大的不同，但都会造成患者免疫力低下、营养失衡，需多方面提供营养支持，增强体质。饮食宜新鲜卫生、营养多元化、易消化饮食，忌油腻辛辣食物，所制备食物需充分煮熟，不吃外购熟食。另外，宜少食多餐，减轻胃肠道负担，也更有利于营养吸收。

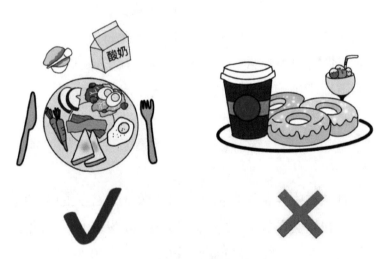

日常生活中的食物

四、揭秘骨髓增生异常综合征

1 什么是骨髓增生异常综合征?

骨髓增生异常综合征(myelodysplastic syndrome, MDS)是一组发生在造血干细胞水平的克隆性疾病, 它表现为外周血单系细胞或多系细胞减少, 骨髓形态学表现为病态造血、无效造血。它有向急性白血病转化的高风险, 骨髓增生异常综合征的总体治疗效果欠佳, 而异基因造血干细胞移植是目前最有效的治疗手段。

2 骨髓增生异常综合征的发病情况是怎样的呢?

骨髓增生异常综合征是一种好发于老年人的恶性血液病。在欧美国家其发病率在大于 50 岁人群中与年龄呈直线关系, 一般发病年龄为 60~75 岁, 50 岁以下患者仅占 20%, 男女发病比例基本相等, 我国发病率远低于欧美国家。国内骨髓增生异常综合征患者的发病年龄比国外小，大多在 40~60 岁。骨髓增生异常综合征在儿童中发病较少，其中较罕见的伴有染色体畸变的骨髓增生异常综合征，其与遗传有关。

3 骨髓增生异常综合征的症状有哪些?

骨髓增生异常综合征大约半数的患者是没有症状的，多数是因检查血常规时发现有贫血或其他血细胞的减少而进一步检查后得到明确的诊断。而有症状的患者在疾病早期主要是以贫血为主，多数逐渐发生疲倦、乏力、呼吸困难及面色苍白。

4 骨髓增生异常综合征会传染吗?

骨髓增生异常综合征不是传染病，它是一种克隆性的干细胞疾病，所以，骨髓增生异常综合征是不会传染的。

5 骨髓增生异常综合征会遗传给下一代吗?

骨髓增生异常综合征不是遗传性疾病，是不会遗传给下一代的，它的发病是一个累及多个基因的多步骤的病理过程。骨髓增生异常综合征儿童发病罕见，但是患病人群的下一代发病风险高于常人。

6 骨髓增生异常综合征都会变成白血病吗?

　　高危组的骨髓增生异常综合征随着疾病的不断进展,大部分患者会转化为急性白血病,而骨髓增生异常综合征一旦转化为急性白血病,则治疗效果及预后都会很差,中位生存期仅为 0.4 年。

7 是不是一旦确诊骨髓增生异常综合征就必须做异基因造血干细胞移植?

　　确诊为骨髓增生异常综合征的患者,如果有合适的人类白细胞抗原(human leukocyte antigen,HLA) 相合供者,患者应首选异基因造血干细胞移植,无供者且年龄≤50 岁者,给予联合化疗或强化化疗,年龄<50 岁者给予小剂量化疗,以延长等待时间,当有合适供者出现时及时进行移植。

8 为什么骨髓增生异常综合征患者需要做骨髓穿刺呢？

骨髓增生异常综合征主要是根据患者骨髓细胞形态检查结果确诊。骨髓穿刺所获得的骨髓象是诊断骨髓增生异常综合征的金标准。

9 怎样知道是否患了骨髓增生异常综合征？

临床表现以贫血症状为主的患者，应尽早咨询血液科医生，完善检查。血常规表现为全血细胞减少，或任何单系细胞、多系细胞减少，有病态造血，骨髓象至少有单系细胞的病态造血，细胞遗传学检查有染色体异常，排除有其他伴有病态造血的疾病，则可诊断为骨髓增生异常综合征。

10 骨髓增生异常综合征的治疗是怎样的？

骨髓增生异常综合征的主要治疗原则取决于是否能让患者受益，能改善生存质量或延长生存期。

（1）支持治疗：对于贫血患者可输血治疗；血小板低

下的患者可输注血小板；粒细胞减低的患者应注意防止感染。

（2）促造血治疗：可使用雄激素、粒细胞集落刺激因子、促红细胞生成素等，能改善部分患者的造血功能。

（3）诱导分化治疗：促进患者体内不能分化成熟的细胞成为成熟的细胞，从而发挥正常的功能。

（4）生物反应调节剂：沙利度胺和来那度胺对 5 号染色体长臂缺失综合征（5q-综合征）有较好疗效。免疫抑制药可用于部分低危组骨髓增生异常综合征。

（5）去甲基化药物：可延迟向急性髓系白血病转化。

（6）联合化疗：部分患者能获得一段时期的缓解期。

（7）造血干细胞移植术：是目前唯一可能治愈骨髓增生异常综合征的疗法。

11 确诊了骨髓增生异常综合征，该怎么办?

积极配合医生治疗，医生会根据您的具体情况选择最适宜的治疗方案。

五、可怕的噬血细胞综合征

1 什么是噬血细胞综合征?

人体血液里的吞噬细胞就是一把双刃剑,一方面,它们像清洁工一样吞噬着入侵人体的细菌和机体内的衰老细胞,清理对人体有害的物质,起着保护人体的作用;另一方面,它们如果过度活跃,就会不分敌我,将人体有用的细胞一并吞噬,严重的会将人体组织、器官慢慢侵蚀,造成一系列损伤,导致出现瘀斑,甚至肝衰竭、呼吸衰竭等严重后果。噬血细胞综合征(hemophagocytic syndrome,HPS)就是一类由原发性或继发性免疫异常导致的过度炎症反应综合征。临床表现为持续的发热、肝脾肿大、全血细胞减少以及骨髓、肝、脾、淋巴结组织发生噬血现象。

2 噬血细胞综合征会遗传吗？

　　噬血细胞综合征分为两大类，一类是原发性的，另一类是继发性的。原发性噬血细胞综合征是一种常染色体隐性遗传病；而继发性噬血细胞综合征与各种潜在的疾病有关，是由感染、肿瘤、风湿性疾病等多种病因启动免疫系统的活化机制所引起的一种反应性疾病，通常没有家族病史或已知的遗传基因缺陷。

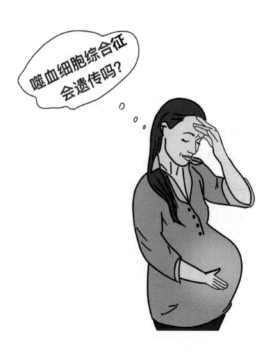

③ 噬血细胞综合征的症状有哪些?

噬血细胞综合征的症状是多样的,早期表现多数为发热、肝脾肿大、皮疹、淋巴结肿大及中枢神经系统症状。多数噬血细胞综合征患者发热是持续的,亦可以自行退热;肝脾肿大明显,呈进行性增大;皮疹多数是没有特异性的,出皮疹时往往伴随着高热;约半数的患者有淋巴结肿大;中枢神经系统的症状多发生在晚期,亦可以出现在早期,表现为兴奋性增强,颈强直、肌张力增高或减低等。

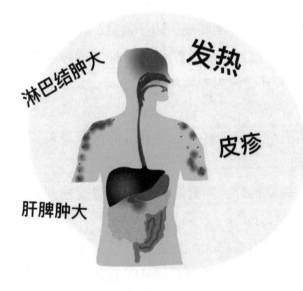

4 噬血细胞综合征治疗的关键是什么?

噬血细胞综合征的治疗分为两个方面，一方面是诱导缓解治疗，以控制过度的炎症反应为主，从而达到控制噬血细胞综合征细胞活化进展的目的；另一方面，是病因治疗，以纠正潜在的免疫缺陷和控制原发病为主，达到防止噬血细胞综合征复发的目的。

5 噬血细胞综合征的治疗方法有哪些?

(1)皮质激素治疗：类固醇疗法和大剂量甲泼尼龙冲击疗法可迅速抑制高细胞因子血症，改善全身症状。

(2)化学疗法：化学疗法可以抑制或减少细胞因子的来源。但凡确诊为噬血细胞综合征，如果患者病情许可，化疗是必须的。

(3)血浆置换治疗：反复多次的血浆置换来改善及治疗疾病。

(4)免疫治疗：环孢素及抗胸腺球蛋白对噬血细胞综合征有很好的治疗效果。

(5)异基因造血干细胞移植：原发性噬血细胞综合征应在病情控制后，尽早行异基因造血干细胞移植。

6 噬血细胞综合征会传染吗？

噬血细胞综合征并不是传染病，家族性的噬血细胞综合征是有遗传性的，而继发性的噬血细胞综合征是感染、肿瘤、风湿性疾病等多种因素启动免疫系统活化机制所引起的一种反应性疾病。所以，噬血细胞综合征是不会传染他人的。

7 确诊噬血细胞综合征需要做哪些检查呢？

(1)血常规检测：如果检测血红蛋白<90 g/L，血小板<$100×10^9$/L，中性粒细胞<$1.0×10^9$/L 均需继续检查血液生化系统的各项内容。

(2)甘油三酯检测。

(3)血清铁蛋白检测。

(4)血浆可溶性检测。

(5)NK 细胞活性检测。

(6)骨髓穿刺活检。

(7)脑脊液检查。

(8)分子生物学检查(如存在 PRF 或 SAP 基因突变)。

(9)凝血功能检查，如纤维蛋白原检测。

8 噬血细胞综合征是不是一定需做异基因造血干细胞移植?

　　不经治疗的家族性噬血细胞综合征患者存活期仅有2个月,个别患者经化疗后存活可达9年以上,继发性噬血细胞综合征预后不良,它取决于潜在原发病的严重性及细胞因子风暴的强度,约半数的患者死亡。异基因造血干细胞移植是目前唯一能使噬血细胞综合征患者得到长期缓解甚至治愈的治疗方法。

9 怎样评估噬血细胞综合征临床治疗效果呢?

　　噬血细胞综合征临床疗效评价主要指标包括可溶性白细胞介素-2受体α链(sCD25)、铁蛋白、血细胞、甘油三酯、丙氨酸转氨酶、纤维蛋白原的检测是否正常以及噬血现象、意识水平的评估。

　　(1)完全应答:上述所有检测指标均恢复正常。

　　(2)部分应答:≥2项症状/实验室检测指标改善25%以上,个别指标达到以下水平:①sCD25水平下降1/3以上;②铁蛋白、甘油三酯下降25%以上;③在不输血的状态下,血细胞计数:中性粒细胞$<0.5×10^9$/L者需

上升 100% 并且 >0.5×10⁹/L，中性粒细胞 (0.5~2.0)×10⁹/L 者需上升 100% 并恢复正常；④丙氨酸转氨酶 (ALT)>400U/L 者需下降 50% 以上。

(3) 无效：上述临床各项指标均异常。

六、聊聊再生障碍性贫血是咋回事

1 什么是再生障碍性贫血？

再生障碍性贫血 (aplastic anemia，AA) 是一种由化学、物理、生物等因素引起的骨髓造血功能障碍，是造血细胞减少的一种疾病，本质上属于一种自身细胞免疫异常性疾病。再生障碍性贫血可分为先天性再生障碍性贫血和继发性再生障碍性贫血。先天性再生障碍性贫血较为罕见，主要为范可尼贫血 (Fanconi anemia，FA)、先天性角化不良 (dyskeratosis congenita，DKC)、先天性纯红细胞再生障碍 (diamond-blackfan anemia，DBA)、儿童胰腺功能不全并中性粒细胞减少综合征 (shwachman-diamond syndrome，SDS) 等。绝大多数属于继发性再生障碍性贫血。根据再生障碍性贫血严重程度，分为重型再生障碍性贫血和非重型再生障碍性贫血。

② 再生障碍性贫血分型有哪些?

（1）重型再生障碍性贫血：起病急，进展迅速，病情重，常以出血和感染、发热为首发症状。起病初期贫血常不明显，但随着病程发展，贫血呈进行性加重。几乎所有患者均有出血倾向，60%以上有内脏出血，主要表现为消化道出血、血尿、眼底出血(常伴有视力障碍)和颅内出血。皮肤、黏膜出血广泛而严重，且不易控制。病程中几乎所有患者均有发热，因感染所致，以呼吸道感染最常见，常发生多重感染合并败血症。

（2）非重型再生障碍性贫血：起病和进展缓慢，以贫血为首发症状；出血多限于皮肤、黏膜，且出血较易控制，内脏出血少见，严重者可出现颅内出血，可并发感染，感染相对容易控制。发热比重型再生障碍性贫血少见，但常以上呼吸道感染为主，其次为牙龈炎、支气管炎等，而肺炎及败血症少见，若治疗得当，坚持不懈，不少患者可获得长期缓解。

③ 为什么青年男性也患再生障碍性贫血?

再生障碍性贫血是指骨髓造血功能障碍引起的血液疾病, 它可以发生于任何年龄段, 经调查, 好发人群是青壮年, 老年人发病有增多趋势, 相比女性, 男性的发病率更高。

④ 再生障碍性贫血有哪些表现?

(1)贫血的表现: 患者会出现不同程度的面色苍白、头晕头痛、耳鸣眼花, 活动后四肢酸软、心慌胸闷等。

(2)感染的表现: 部分患者会出现感染的症状, 主要表现为发热, 可以是低热, 症状类似感冒, 也可以是高

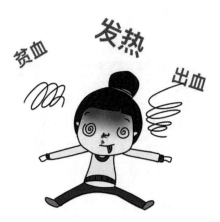

热，体温超过 39℃，常见的感染部位包括肺部、肛周、口腔等。

（3）出血的表现：由于血小板数量减少，患者可能会出现出血的症状，主要表现为皮肤、黏膜有出血点或瘀斑等。

5 重型再生障碍性贫血的诊断标准有哪些？

（1）骨髓有核细胞数少于正常值的 25%，或骨髓有核细胞数为正常值的 25%~30%，但残存的造血干细胞少于 30%。

（2）中性粒细胞绝对值 $<0.5×10^9/L$、血小板数 $<20×10^9/L$、网织红细胞数 $<20×10^9/L$，其中必须占居 2 项以上。

（3）若中性粒细胞绝对值 $<0.2×10^9/L$，则为极重型再生障碍性贫血（VSAA）。

6 重型再生障碍性贫血的治疗方式有哪些？

（1）异基因造血干细胞移植：重型或极重型再生障碍性贫血的中青年患者、初诊患者，如有人类白细胞抗原（HLA）配型相合者可考虑异基因造血干细胞移植，约 80% 的患者可获长期生存。

（2）免疫抑制药治疗：常用免疫抑制药有抗胸腺细胞球蛋白（anti-human thymocyte globulin，ATG）或抗淋巴细胞球蛋白（antilymphocyte globulin，ALG）。对不适合异基因造血干细胞移植的重型或极重型再生障碍性贫血的患者可采用环孢素治疗。抗胸腺细胞球蛋白（ATG）或抗淋巴细胞球蛋白（ALG）配合应用环孢素方案疗效优于单一用药，有效率可达 20%~80%，疗效一般在 3 个月后显现。

⑦ 非重型再生障碍性贫血的治疗方式有哪些？

非重型再生障碍性贫血一般首选雄激素治疗，总有效率为 50%~60%，一般需用药物 6 个月后才能判断疗效。部分患者可出现药物依赖性，故病情缓解后不宜突然停药，需进行维持治疗，以减少复发。雄激素联合免疫抑制药治疗可提高疗效，常规使用环孢素，如较长时间用药大于 1 年应缓慢逐渐减量，以减少复发。长期应用环孢素可出现牙龈增生，手震颤和多毛症等不良反应，停药后可消失。环孢素对肾脏有毒性，用药期间应检测肾功能。造血细胞因子对非重型再生障碍性贫血可能有一定疗效，目前临床上应用的有红细胞生成素、粒细胞集落刺激因子、血小板生成素等，对相应细胞系有一定的刺激作用。

8 再生障碍性贫血可以剧烈活动吗?

再生障碍性贫血的患者当贫血比较严重时,要尽量卧床休息,不要进行剧烈活动,充足的睡眠与休息可减少机体耗氧量。日常活动当中要避免创伤,适当轻体力活动,如散步等,以免引发出血。

9 再生障碍性贫血饮食上需要进补吗?

再生障碍性贫血患者不需要特意进补,可以适当进食一些清淡易消化、营养丰富的食物,如去除带刺的鱼肉、瘦肉、鸡蛋、牛奶等,也可以多吃一些富含铁元素的食物,如鸡肝、鸭肝、猪肚、猪血等,有利于贫血症状改善。另外,饮食应干净卫生,餐具消毒,减少胃肠道感染。

10 得了再生障碍性贫血出行需要注意什么?

再生障碍性贫血的患者预防感染是非常重要的,应尽量减少外出,避免去人员密集的场所。出门时佩戴单层的医用口罩。平时外出进入公共场所后应勤洗手,特别是餐前、便后洗手,避免交叉感染。

七、浅谈免疫系统疾病

① 什么是免疫系统?

免疫系统由免疫细胞、免疫组织和免疫器官共同构成,包括皮肤、黏膜,体液中杀菌物质和吞噬细胞以及免疫器官。

(1)免疫器官:包括胸腺、骨髓、淋巴结、脾脏、扁桃体。

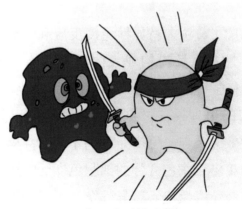

小卫士对抗病毒

（2）免疫细胞：包括淋巴细胞、浆细胞和巨噬细胞、免疫分子（如免疫细胞膜分子由免疫细胞和非免疫细胞合成）。

② 免疫系统的主要功能是什么?

免疫系统的功能主要是防御，包括清除入侵的抗原和清除机体自身改变的细胞。免疫系统重要的生理功能就是对"自己"和"非己"抗原的识别和应答。在免疫功能正常的条件下发挥免疫保护作用，在免疫功能失调的情况下，免疫应答可造成机体组织的损伤。

③ 免疫反应的方式有哪些?

免疫反应可分为非特异性免疫反应和特异性免疫反应。非特异性免疫反应构成人体防卫功能的第一道防线，并协同和参与特异性免疫反应。特异性免疫反应可表现为正常的生理反应、异常的病理反应以及免疫耐受。按介导效应反应，免疫介质的不同，特异性免疫反应又可分为T淋巴细胞介导的细胞免疫反应和B淋巴细胞介导的体液免疫反应。特异性免疫反应有特异、记忆和放大三大特点。当病原体或异物侵入人体后，激化人体内的淋巴细胞产生体液免疫和细胞免疫。体液免疫是指体内的 B 淋巴细胞被抗原刺激后产生全身或局部性的抗体，所说的体液免疫实质上就是抗原抗体反应。细胞免疫是指体内的 T 淋巴细胞被抗原刺激后产生细胞毒作用。两种免疫，前者能消灭病原体，后者可中和毒素。

4 什么是非特异性免疫?

非特异性免疫又称先天免疫或固有免疫，指机体先天具有正常的生理防御功能，对各种不同的病原微生物和异物入侵都能作出相应的免疫应答，它和特异性免疫一样都是人类在漫长进化过程中获得的一种遗传特性。

非特异性免疫是人一生下来就具有，而特异性免疫需要经历一个过程才能获得。炎症反应是人一生下来就有的能力。非特异性免疫对各种入侵的病原微生物能快速反应，同时在特异性免疫的启动和效应过程也起着重要作用。

5 非特异性免疫有什么特点?

（1）作用范围广。机体对入侵抗原物质的清除没有特异的选择性。

（2）反应快。抗原物质一旦接触机体，立即遭到机体的排斥和清除。

（3）相对的稳定性。既不受入侵抗原物质的影响，也不因入侵抗原物质的强弱或次数而有所增减。但是，当机体受到共同抗原或佐剂的作用时，也可增强免疫的功能。

（4）遗传性。生物体出生后即具有非特异性免疫功能，并能遗传给后代。因此，非特异性免疫又称先天性免疫或物种免疫。

（5）特异性免疫发展的基础。从种系发育来看，无脊椎动物的免疫都是非特异性的，脊椎动物除非特异性免疫外，还发展了特异性免疫，两者紧密结合，不能截然分开。从个体发育来看，当抗原物质入侵机体以后，首先发挥作用的是非特异性免疫，而后产生特异性免疫。因此，非特异性免疫是一切免疫防护功能的基础。

6 什么是特异性免疫？

特异性免疫又称获得性免疫或适应性免疫，这种免疫只针对一种病原体，它是人体经后天感染（病愈或感染无症状）或人工预防接种（菌苗、疫苗、类毒素、免疫球蛋白等）而使机体获得的抵抗感染能力。一般是在微生物等抗原物质刺激后才形成的(免疫球蛋白、免疫淋巴细胞),并能与该抗原起特异性反应。

⑦ 特异性免疫有什么特点?

(1)具有特异性(或称专一性)。机体的二次应答是针对再次进入机体的抗原,而不是针对其他初次进入机体的抗原。

(2)免疫记忆。免疫系统对初次抗原刺激的信息可留下记忆,即淋巴细胞一部分成为效应细胞与入侵者作战并歼灭之;另一部分分化成为记忆细胞进入静止期,留待与再次进入机体的相同抗原相遇时,会产生与其相应的抗体,避免第二次患相同的病。

(3)正反应和负反应。在一般情况下,产生特异性抗体或(和)致敏淋巴细胞以发挥免疫功能的称为正反应。在某些情况下,免疫系统对再次抗原刺激不再产生针对该抗原的抗体或(和)致敏淋巴细胞,这是特异性的一种低反应性或无反应性,称为负反应,又称免疫耐受性。

(4)有多种细胞参与。针对抗原刺激的应答主要是 T 细胞和 B 细胞,但在完成特异性免疫的过程中,还需要其他一些细胞(巨噬细胞、粒细胞等)的参与。

(5)有个体的特征。特异性免疫是机体出生后,经

抗原的反复刺激而在非特异性免疫的基础上建立的一种
保护个体的功能，这种功能有质和量的差别，不同于非
特异性免疫。

8 什么是细胞免疫与体液免疫?

细胞免疫与体液免疫可参考下列表项内容。

项目 免疫类型	细胞免疫	体液免疫
作用对象	被抗原侵入的宿主细胞	抗原
作用方式	①效应 T 细胞与靶细胞密切接触 ②效应 T 细胞释放淋巴因子，促进细胞免疫的作用	效应 B 细胞产生抗体与相应抗原特异性结合

9 什么是自身免疫性疾病?

自身的抗体或致敏淋巴细胞破坏，损伤自身的组织
细胞，造成组织器官的损伤及功能障碍。在体内可监测
出高效价自身抗体或致敏淋巴细胞，这与疾病反复发
作，迁延不愈，预后多与自身免疫应答有密切关系，自
身免疫性疾病是具有遗传倾向的。

10 免疫系统疾病的发病机制是什么？常见的免疫系统疾病有哪些？

免疫系统疾病的发病机制是免疫耐受的丢失。

（1）获得免疫耐受的机制：①克隆消除、克隆无变应性、T 细胞外周抑制；②免疫耐受的丧失，回避 TH 细胞的耐受、交叉免疫应答、Ts 细胞和 TH 细胞功能失调。

（2）隐蔽抗原的释放。

（3）遗传因素：与个体 MHC 基因相关因素。

（4）微生物因素：微生物侵入时可引起自身抗原，产生自身抗体或回避，TH 细胞的免疫影响或 Ts 细胞功能丧失。

（5）免疫活性细胞异常：细胞株的突变、TH 细胞旁路激活、T 细胞或 B 细胞多克隆活化所造成。

（6）免疫调节紊乱：可能与雌激素的作用有关。

常见的免疫系统疾病有以下两种：

①自身免疫性疾病：系统性红斑狼疮、类风湿关节炎、干燥综合征、重症肌无力。

②免疫缺陷性疾病：获得性免疫缺陷病，如艾滋病、先天性免疫缺陷病。

11 免疫系统疾病的治疗方式有哪些?

(1)常规治疗:对症支持治疗、抗炎疗法、抑制炎症反应、替代治疗、胸腺切除和血浆置换治疗。

(2)非特异性免疫抑制治疗:抑制细胞代谢(如运用化疗药物抑制快速增殖的细胞,达到抑制自身反应性淋巴细胞增殖分化的目的)。

(3)免疫抑制药治疗:如环孢素等药物的使用。

(4)免疫生物疗法:T细胞疫苗治疗、单克隆抗体治疗、细胞因子治疗、免疫球蛋白治疗。

(5)造血干细胞移植:使用异基因造血干细胞移植术治疗。

12 什么是系统性红斑狼疮?

系统性红斑狼疮是一种自身免疫性疾病,发病缓慢,隐袭发生,临床表现多样,涉及许多系统和脏器。由于细胞和体液免疫功能障碍,体内产生多种自身抗体。系统性红斑狼疮在发病年龄、种族、地区上是有很大差别的,发病年龄多在青壮年,并且女性远远多于男性,男女之比为 1:(7~10),育龄妇女发病占大多数。

13 系统性红斑狼疮会遗传吗?

大量的遗传流行病学调查证明，系统性红斑狼疮具有一定的遗传倾向，人们发现系统性红斑狼疮患者的近亲发病率为 5%～12%，在异卵孪生者中发病率则为23%～69%，这说明遗传和系统性红斑狼疮的发生有关。

14 为什么易患系统性红斑狼疮?

系统性红斑狼疮具体发病因素尚未完全明确，是由多个因素共同引起的。研究发现环境因素，如感染、紫外线、药物、饮食等通过表观遗传修饰打破免疫系统的平衡，导致细胞凋亡频率增加和凋亡物质清除效率降低、免疫细胞异常分化活化等，产生大量的自身抗体，与自身抗原在组织器官中形成免疫复合物，最终导致多种组织器官的损伤。此外，一些药物，如甲基多巴、苯妥英钠、青霉胺、奎尼丁、普萘洛尔等可以直接引起药物性红斑狼疮或加重红斑狼疮的症状。

15 需要做哪些检查来确诊系统性红斑狼疮呢?

　　系统性红斑狼疮的检测,主要包括实验室常规方面的检测以及影像学检测。实验室常规方面的检测包括血常规、血沉、肝功能、肾功能、电解质、免疫球蛋白、补体以及尿蛋白的检测,还包括抗 ENA 抗体、抗双链 DNA 抗体、抗磷脂抗体、抗组蛋白抗体等的检测。影像学方面的检查需要完善胸部 CT、腹部 B 超、关节 B 超等相关检查。还可以做皮肤活检和肾穿刺活检等病理学检测,有助于鉴别和明确诊断。

16 得了系统性红斑狼疮该怎么治疗啊?

　　系统性红斑狼疮治疗主要着重于缓解症状和阻抑病理过程,由于病情个体差异大,应根据每位患者个体情况而异,患者应前往三甲医院咨询有专科资质的医生。
　　传统的药物治疗包括使用糖皮质激素,如甲泼尼龙、泼尼松等,免疫抑制药如环磷酰胺、甲氨蝶呤、沙利度胺等。随着医学领域的不断发展,目前治疗系统性红斑狼疮的方法也不断更新,生物制剂的使用,如抗 B 淋巴细胞刺激因子的单克隆抗体(抗 Blys)、免疫球蛋白静脉滴注、造血干细胞移植、血浆置换疗法和基因治疗，等等。随着现代医学研究的不断深入，系统性红斑狼疮的治疗方法将会不断完善。

17 系统性红斑狼疮可以治愈吗?

近年来，随着诊断和治疗水平逐渐提高，系统性红斑狼疮的预后已经明显改善，患者的生存期从 20 世纪 50 年代 50% 的 4 年生存率提高到如今 80% 的 15 年生存率，而 10 年生存率达到了 90% 以上。系统性红斑狼疮患者长期生存情况也已得到显著改善，现阶段医疗技术可以做到控制病情，达到临床治愈，即让患者像正常人一样工作、生活。但是，并不能达到真正治愈的效果，因为其发病机制没有完全明确，所以在遗传背景或相关环境因素作用下，如果停用所有的药物，即使病情控制稳定的红斑狼疮患者，仍然可能会复发。目前，感染仍为系统性红斑狼疮患者死亡的主要原因。发病年龄、神经系统红斑狼疮、红斑狼疮肾损害是初诊时死亡相关的危险因素。因此，早诊断、早治疗，同时预防器官受损并关注重要脏器受累将有助于改善系统性红斑狼疮患者的长期预后。

18 系统性红斑狼疮的女性患者可以怀孕吗?

在系统性红斑狼疮活动期是需要避免怀孕的,已有子女的患者建议施行绝育措施。只有接受专业治疗控制病情后才能生育,在病情活动期或者恶化时应该避免生育。没有中枢神经系统、肾脏或者其他脏器的严重损害,病情处于缓解期达半年以上者,有机会安全妊娠并分娩出正常婴儿。非缓解期系统性红斑狼疮患者妊娠可能会激发或加重病情,故应该避孕,如若病情长期稳定需生育者,也要咨询专科医生,在医生的指导下妊娠。

19 系统性红斑狼疮会传染吗?

传染是某种疾病从一个人身上通过某种途径传播到

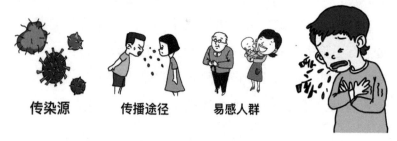

传染源　　　　传播途径　　　　易感人群

传染病传播的三要素

另一人身上。传染病必须具备三个要素：传染源、传播途径及易感人群，三者缺一不可。会传染他人的疾病由致病性的病原体引起，红斑狼疮是一种典型的自身免疫性结缔组织病，病因尚未完全明确，可能和遗传因素、性激素、环境因素等有关。至今，世界各地没有发生过红斑狼疮在人群中迅速蔓延和传染的现象，它不具备传染性疾病的特点。

20 系统性红斑狼疮患者可以工作吗？

系统性红斑狼疮患者如果病情控制不好或者有感染等并发症情况，是不建议工作的。但是，如果规范用药治疗，病情控制比较平稳，复查相关指标显示良好，医生评估后没有较大影响，此时可以参加工作，但是需要注意工作的性质，要避免劳累及长时间站立或暴露在阳光下工作。

21 在治疗系统性红斑狼疮中，使用激素会有哪些不良反应？

糖皮质激素是目前治疗系统性红斑狼疮的主要药物，小剂量具有抗炎作用，大剂量有免疫抑制作用。长期用药易出现脱发、满月脸、水牛背、低血钾、水肿、高血压、糖尿病、骨质疏松等并发症。在用药过程中建议餐后服用激素药物，遵医嘱同时服用保护胃黏膜的药物，如硫糖铝、雷尼替丁等，同时注意观察血糖、尿糖，及早发现药物性糖尿病。许多患者因为过度害怕服用激素的不良反应而不能长期规范用药，导致出现戒断综合征而延误治疗和加重病情，所以应遵循医嘱用药。激素的不良反应与治疗作用是同时存在的，专业医生会权衡两者利弊，规范用药既可以减轻不良反应，同时也可以保持治疗作用。

22 在治疗系统性红斑狼疮中，使用免疫抑制药时需要注意些什么？

免疫抑制药毒性较大，可出现白细胞减少，也可导致胃肠不适、脱发、神经炎、肝病、皮疹、畸胎、出血性膀胱炎等不良反应，因此治疗中应时刻注意以下几点：

（1）仔细观察皮肤、口腔黏膜情况，及时处理皮疹及口腔溃疡。

（2）遵医嘱使用辅助药物，以减轻不良反应，如对症应用镇静药、止吐药。

（3）面对脱发时要做好心理准备，停药后会长出新的头发。

（4）定期检测血常规，必要时行骨髓象检查。

（5）多饮水，观察尿液颜色，及早发现膀胱出血现象。

（6）育龄女性服药期间应避孕。

23 系统性红斑狼疮患者在日常生活中应该注意些什么？

（1）居室定期开窗通风，保持温湿度适宜，避免接触呼吸道感染的患者，寒冷季节注意保暖。

（2）多喝水，加强口腔护理，晨起、睡前刷牙，用餐

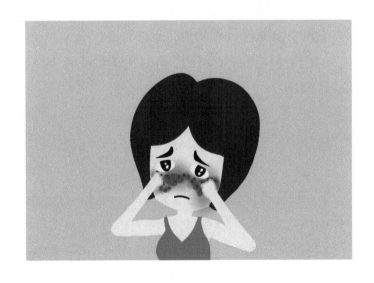

后漱口，有口腔溃疡者遵医嘱给予碘甘油等药物涂抹。为预防和治疗口腔溃疡用复方氯已定含漱液和碳酸氢钠注射液交替含漱，注意间隔时间大于 2 小时。也可用康复新溶液含漱，促进溃疡愈合。

（3）剪短指甲，要注意防止损伤指甲周围皮肤。勿抓挠皮肤，定期洗澡，保持皮肤清洁。

（4）勤换内衣裤，温水洗浴，保持会阴部清洁卫生。

（5）日常生活中避免阳光直射皮肤，禁止日光浴，夏季外出时穿长袖衣裤、戴帽子、打遮阳伞，外出活动最好安排在早上或晚上。

（6）避免使用刺激性大的美容化妆品和染发剂。

（7）避免怀孕。

（8）注意休息，避免劳累过度，定时测体温和测血压，关注大小便颜色及胃肠道情况。

（9）坚持遵医嘱按时服药，不盲目减量或者加量，更不能擅自停药。

24 系统性红斑狼疮患者在饮食上有什么要求吗？

（1）一般宜进食优质蛋白、低脂肪、低糖、富含维生素的食物。

（2）长期使用激素，易使糖代谢及钙、磷代谢紊乱，平时要限制糖的摄入，少食高脂肪、高胆固醇的食物，多食用牛奶、鸡蛋、瘦肉、鱼等富含优质蛋白的食物。当患者病情严重影响肾功能并伴有水肿时，要限制食盐摄入量，给予低盐饮食，每日进盐量少于 6 g，以免水肿症状加重。

除此之外，某些特殊食物也应避免食用，如羊肉、狗肉、驴肉，因该类食物其性温热，食用后会加重系统性红斑狼疮内热症状，诱发病情；菠菜能增加系统性红斑狼疮肾炎的蛋白尿，并引起尿浑浊和尿路结石；香菇、芹菜含有补骨素能引起光敏感，导致面部出现红斑、皮疹。

八、了解淀粉样变性肾病

1 什么是淀粉样变性肾病？

淀粉样变性肾病是一组由于多种原因造成的某种蛋白质发生构象改变，沉积于肾脏，使肾脏组织结构破坏导致肾功能障碍并逐渐进展的疾病，临床上一般表现为肾功能不全和(或)肾病综合征。

2 淀粉样变性肾病诊断依据是什么?

淀粉样变性肾病的诊断依赖于活检组织的病理学检查,其特征性病理表现其组织为刚果红染色阳性、偏振光下呈现苹果绿双折光现象。

其他辅助检查:外周血生化检查,血清蛋白、尿蛋白、骨髓涂片检查等。

3 得了淀粉样变性肾病有什么方法治疗?

(1)对症治疗:针对原发病防止淀粉样变性产生,淀粉样变性肾病可进行肾移植或者造血干细胞移植。

(2)药物治疗:治疗计划中常用的药物有泼尼松、美法仑等,自体干细胞移植目前已逐步运用于此类患者。患者应遵医嘱用药,不得擅自停药或减量,此病预后不良,极易发展成肾衰竭。

4 淀粉样变性肾病会传染吗?

淀粉样变性肾病是指淀粉样纤维大量沉积在肾脏,引起肾脏病变。此病不会传染给他人,所以患者平时可以与他人正常接触。

5 得了淀粉样变性肾病，在吃的方面需要注意什么?

饮食上给予低盐、低蛋白、易消化饮食，多吃水果、蔬菜、谷类等有益的食物。多吃含卵磷脂的食物，如蛋黄、大豆、芝麻、山药等。禁饮酒、忌食辛辣、刺激性食物。

6 得了淀粉样变性肾病，我还能做重体力劳动吗?

日常生活建议规律作息，避免劳累，多卧床休息，可适当行轻体力活动，如打太极拳、散步等，活动时动作轻缓、避免碰撞，保持心情愉悦。日常注意个人卫生，保持皮肤清洁。

7 淀粉样变性肾病预后怎么样?

淀粉样变性肾病早期病死率高，预后差。自体造血干细胞移植是目前疗效最好的方案，中位生存期为 1.5 ~ 5.3 年，5 年存活率达 60%，达到完全缓解的患者中位生存期甚至大于 10 年。

九、说说实体瘤

1 实体瘤与非实体瘤的区别是什么?

肿瘤在临床上有实体瘤和非实体瘤之分,实体瘤是有形瘤,可通过临床检查发现,如 X 线摄片、CT 扫描、B 超或触诊扪及到有形肿块称实体瘤,如淋巴瘤、卵巢癌、乳腺癌等。非实体瘤是指 X 线、CT 扫描、B 超及触诊无法看到或无法扪及到的肿瘤,如血液病中的白血病就属于非实体瘤。

2 目前实体瘤的治疗方法有哪些?

随着科学技术的进步发展,肿瘤的治疗已不是单一的手术治疗或者放疗、化疗,而是采用多种手段的综合治疗方式。在肿瘤的治疗中首选治疗是手术切除,手术治疗后根据肿瘤的组织病理学、基因学分型等因素决定是否进行辅助性化疗、辅助性放射治疗、靶向药物治疗以及免疫治疗等综合性治疗。

3 为什么会考虑采用造血干细胞移植来治疗实体瘤？相比传统治疗方法，其优势在哪里？

近50年来，随着新药的不断问世以及放疗技术的飞跃进展，恶性实体瘤的治疗水平有了很大的进步，然而耐药和复发的肿瘤患者常规治疗的效果仍然不佳，所以需要新的治疗策略来改善预后。基于对放疗、化疗敏感的实体肿瘤，其疗效与放疗、化疗剂量成正比，人们开始尝试通过提高化疗药物剂量来争取获得更好的肿瘤治疗效果。

高剂量疗法可以杀灭对传统剂量化疗、放疗部分耐药的肿瘤细胞，并能在短时间内快速杀灭肿瘤细胞，防止肿瘤细胞中耐药性克隆的出现。然而，由于骨髓抑制是抗肿瘤药物的主要不良反应之一，高剂量治疗后会抑制骨髓造血和免疫功能。自体造血干细胞移植治疗恶性实体瘤是在超大剂量放疗、化疗后将预先采集患者的造血干细胞输回体内，以恢复和重建造血功能，超大剂量放疗、化疗可提高到常规剂量的5~10倍，从而最大限度地杀灭肿瘤细胞，获得满意疗效。

4 造血干细胞移植治疗实体瘤的疗效如何？

目前，采用造血干细胞移植治疗实体瘤的主要对象为对放疗、化疗比较敏感的晚期癌症患者，常规治疗无效、复发或高度恶性的肿瘤患者。自体造血干细胞移植是某些实体肿瘤的有效治疗手段，如生殖细胞肿瘤、尤文家族肉瘤、成神经管细胞瘤、乳腺癌等；而一些上皮细胞肿瘤，如卵巢癌、小细胞肺癌，则更多采用分子靶向治疗方案。

5 什么是非清髓造血干细胞移植，相比清髓性造血干细胞移植在治疗实体瘤上的优点有哪些？

由于传统的造血干细胞移植的众多并发症主要是由大剂量的放疗或化疗产生，即"骨髓清除性"预处理引起。为了使更多的患者（包括年龄较大的患者）既能通过造血干细胞移植治愈疾病，又能避免或减少移植带来的风险，提高移植后的生活质量，因而"非清髓造血干细胞移植"治疗方案被提出，即通过减轻预处理强度，加强移植前后的免疫调节处理，获得一种新型的"双赢"移植模式。

非清髓造血干细胞移植与清髓性移植相比，非清髓移植后造血重建迅速，比清髓性移植提前 10~20 天，这样大大缩短了患者的骨髓抑制期，明显降低了早期病死率，使造血干细胞移植风险更小、更加安全。

⑥ 造血干细胞移植治疗实体瘤纳入了医保吗?

造血干细胞移植治疗是 20 世纪 80~90 年代全世界实体瘤内科治疗领域最重要的进展，我国相关领域的研究几乎与世界同步，造血干细胞移植技术已经发展成为我国恶性实体瘤一种成熟的治疗方法，纳入了国家医保项目。

02

治疗篇

一、造血干细胞移植基础知识

① 什么是造血干细胞？它们来源于哪里？

干细胞，译自英文单词"stem cells"。"stem"英文译为'干'，有"树干""起源"之意，就像一棵树干可以长出树枝、树叶、开花和结果等一样，干细胞也具有极强的长期自我更新及多项分化潜能。干细胞可对称分裂为两个新的子代干细胞或两个功能细胞，也可不对称分裂为

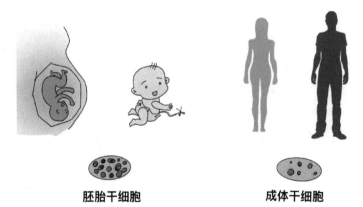

胚胎干细胞　　　　　　　成体干细胞

一个子代干细胞和一个功能细胞。在特定条件下，干细胞可以分化成不同类型的成熟细胞，从而使组织和器官保持生长和衰退的动态平衡。所以，干细胞是构成人体所有 220 多种细胞的"祖先"。干细胞是一种"潜在人才"，就像刚出生的婴儿一样，不具备专门的才能，但通过学习、培养，长大后即成为具有一技之长的"专门人才"，可以分化为多种人体细胞。分化一旦完成，这些细胞的"职业"就确定了。所以，和人体普通的体细胞相比，干细胞的"未来"有着无限可能性。

干细胞是一类具有自我复制、更新和多向分化的细胞，在体内可以诱导分化为心肌、神经、成骨和脂肪细胞，那这种神奇的干细胞来自何方？研究表明，干细胞可以来源于胚胎和胎儿组织，即胚胎干细胞，又称 ES 细胞，也可来自于出生后的器官和成年个体组织，即成体干细胞。除了胚胎干细胞，成年个体组织器官中还有一类成体干细胞，这类干细胞亦能长期自我更新，并生成具有一定形态和特定功能的成体干细胞。成体干细胞非常少，它的主要功能是在一定程度上维持细胞的动态平衡，代替由于损伤或因疾病而死亡的细胞。例如，人体每天都有一部分白细胞、红细胞和血小板衰老死亡，但我们的血常规数值始终维持在正常水平，这种稳定就是由骨髓里的造血干细胞(约占骨髓单个核细胞的 1% 以下）维持的。骨髓中还有占骨髓单个核细胞 0.001%~0.01%的骨髓间充质干细胞，通过调控使它们定向分化为骨、软骨、脂肪细胞等。

造血干细胞是干细胞的一种，是存在于造血组织中的原始造血细胞，具有自我更新及多向分化的能力，可分化成各种不同的血细胞。

(2) 什么是造血干细胞移植？

将采集健康供者的造血干细胞或患者自身的造血干

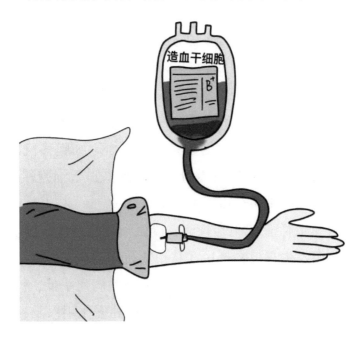

细胞通过中心静脉导管输注到患者体内，在患者的体内
重建正常的造血功能和免疫功能，进而达到治愈某些疾
病的目的，此一过程即为造血干细胞移植。因为造血干
细胞移植最早只是用健康供者的骨髓作为造血干细胞来
源，人们习惯上称造血干细胞移植为"骨髓移植"，其实
根据造血干细胞来源的不同，造血干细胞移植包括骨髓
移植、粒细胞集落刺激因子动员的外周血造血干细胞移
植以及脐血造血干细胞移植等。

3 造血干细胞移植的类型有哪些？

造血干细胞移植有多种分类方法。造血干细胞来自
于自身或他人，分别成为自体造血干细胞移植和异体
（又称异基因）造血干细胞移植，其中异基因造血干细胞
移植又按照供者与患者有无血缘关系分为血缘关系供者
造血干细胞移植和无血缘关系供者造血干细胞移植（即
无关移植）；按移植物种类分为外周血造血干细胞移植、
骨髓移植和脐带血造血干细胞移植。

自体造血干细胞移植时，造血干细胞来源于自身，
所以不会发生移植物排斥和移植物抗宿主病，移植后并
发症少，且无供者来源限制，移植相关病死率低，移植
后生活质量好，但因为缺乏移植物抗肿瘤作用以及移植

物中可能混有残留的肿瘤细胞，故复发率高。

异基因造血干细胞移植时，造血干细胞来源于正常供者，无肿瘤细胞污染，且移植物有免疫抗肿瘤效应，故复发率低，长期无病生存率（也可以理解为治愈率）高，适应证广泛，甚至是某些疾患唯一的治愈方法，但供者来源受限，易发生移植物抗宿主病，移植后并发症多，导致移植相关的病死率高，患者需长期使用免疫抑制药，长期生存者生活质量可能较差。根据患者的病情、供者的情况，医生会选择最适合的移植方式，以达到最佳的治疗效果。

4 造血干细胞移植供者有年龄限制吗?

一般而言，15～60岁的健康男、女都可以捐献造血干细胞。与采用年龄大于30岁的供者相比，年龄小于或等于30岁的供者，患者移植后非复发相关病死率降低、生存率提高。而对于女性供者而言，年龄大或者有过生育史，其对患者移植预后会产生负面影响，所以鉴于生存获益的优点，应该优先选择身体健康的男性供者。

5 如何选择亲缘供者？

每个人都有父母、兄弟、姐妹及子女，怎样选择合适亲缘供者是一个棘手的问题。根据临床经验来看，年轻供者提供的造血干细胞的移植效果优于年龄大的供者，男性供者优于女性供者。因此，作为亲缘移植供者的选择，临床上多选择年轻男性亲属作为供者，以期获得更好的移植效果。但是，影响移植效果不仅仅如此，因而建议与移植专科医生充分沟通，由医生权衡利弊，以帮助患者从多个亲缘供者中选择更适合的供者。

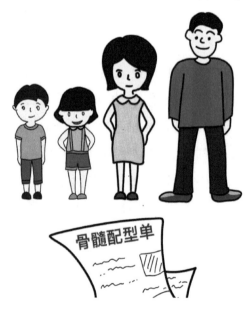

6 如果没有亲缘供者，该怎么办?

(1)可以到中华骨髓库寻找非亲缘供者，患者可以做 HLA 高分辨检测，持配型结果到当地具有非亲缘查询资质的医院登记患者机构进行非亲缘供者查询。

(2)脐血库寻找合适的脐带血干细胞。

7 作为造血干细胞捐献供者，捐献造血干细胞对自己的身体有影响吗?

捐献造血干细胞在生理上是无损健康的。造血干细胞具有高度的自我更新、自我复制的能力，可分化生成各种血细胞。在失血或捐献后，可刺激骨髓加速造血，1~2 周内血液中各种成分可恢复到原来水平。

从理论上，适龄、健康的志愿者捐献造血干细胞后，由于血细胞数量减少，会促使骨髓把储备的白细胞释放，并刺激骨髓造血功能，促使血细胞的生成，不会影响身体健康。据多年的临床观察和国际上的报道，至今还没有因采集外周血造血干细胞引起对捐献者伤害的案例。

另外，中华骨髓库经专家委员会审定的移植医院和

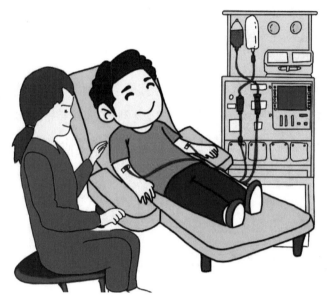

干细胞采集

采集医院(中心),目前采集技术非常成熟,在定点医院内采集造血干细胞如同采集成分血一样简单、安全。在整个采取过程中所用的器材都经过严格消毒,一次性使用,确保捐献者的安全。

8 做造血干细胞移植为什么要置 PICC 导管?

经外周静脉置入中心静脉导管(peripherally inserted central catheter, PICC)是中心静脉置管术的一种,可以保证在移植治疗过程中大量输血(包括骨髓血或外周血干细胞)、补液的需求。减少预处理期间化疗药物对周围血管的损伤。另外,还可以在紧急情况、危急症抢救时作为大量输液、输血的途径。

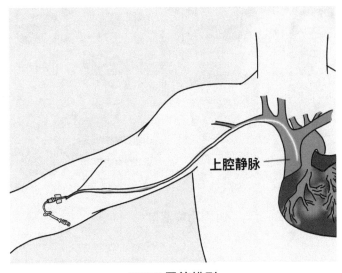

上腔静脉

PICC 置管模型

⑨ 移植前患者和家人需要准备些什么?

患者常规入院后,医院护士会给你发一张用物准备清单。一般常规需要的用物有大毛巾 12 条、小毛巾 4 条、不锈钢盆 9 个、不锈钢杯子 3 个、坐便器、电烧水壶、卫生纸、拖鞋、体温计、内裤、袜子、被子、枕头、垃圾袋等。根据个人需要可以携带笔记本电脑、手机及充电器。详细请参照医院发的进仓物品清单表。

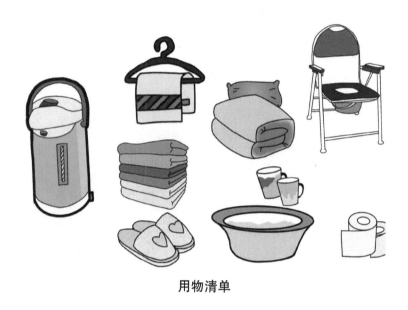

用物清单

10 造血干细胞移植是怎样进行的呢？需要进手术室吗？

（1）移植前预处理，使用超大剂量的放疗或化疗患者，最大限度地消灭体内残存的肿瘤细胞，同时抑制患者免疫系统，使供者造血干细胞能够顺利植入。

（2）将采集到供者骨髓血、外周血干细胞或脐带血干细胞作为移植的"种子"。

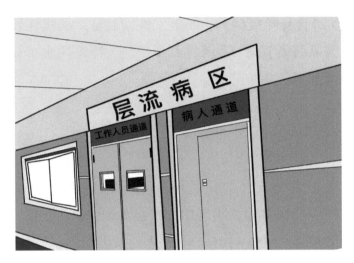

层流病区

（3）将采集到的造血干细胞经患者中心静脉导管输入其体内，造血干细胞能自动定居在患者骨髓内，且造血干细胞具有不断自我复制和分化的能力可以重建患者造血功能和免疫功能。

所以，造血干细胞移植是不需要进手术室的。

11 自体干细胞移植可以用来治疗哪些疾病？

（1）肿瘤性疾病：如非霍奇金淋巴瘤、霍奇金淋巴瘤、多发性骨髓瘤、乳腺癌、神经母细胞瘤、睾丸癌、卵巢癌、脑瘤等。

（2）自身免疫疾病：如多发性硬化症、系统性硬皮病、类风湿关节炎、系统性红斑狼疮、特发性血小板减少性紫癜等。

12 什么是造血干细胞动员与采集?

在正常情况下，骨髓中造血干细胞占有核细胞0.5%左右，外周血液循环中的造血干细胞是极少的，仅仅为骨髓中的1%~10%，不能达到采集干细胞的数量。所以对于自体造血干细胞移植来讲，我们采用化疗后血常规即将恢复正常的患者，加用重组人粒细胞集落刺激因子，使外周血干细胞明显增加，达到采集要求。

造血干细胞采集是外周血干细胞（PBSC）的采集方法，与成分血的单采术类似，采集全血再通过血细胞分离机提取造血干细胞，然后将剩余血液成分回输体内。

13 什么是自体造血干细胞移植?

自体造血干细胞移植是指通过动员采集患者本人的造血干细胞，然后在预处理后再重新移植给患者，进而重建正常的造血功能和免疫功能，达到治疗疾病的目的，称之为自体造血干细胞移植。

14 什么是造血干细胞冻存？

造血干细胞采集出来后，经过检测、鉴定后加入细胞保存液，再冻存于−196℃的深低温保存箱中，以便于在临床需要时可以将干细胞复苏用于给患者回输，达到治疗疾病的目的。

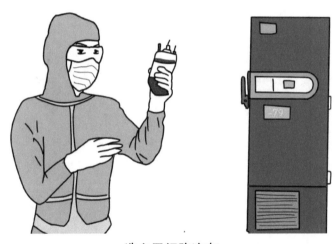

造血干细胞冻存

15 什么是脐血干细胞移植？

脐血为产后经过胎儿脐带收集胎盘的血液，经研究发现脐血含有较丰富的造血干细胞，因此成为继骨髓、外周血后的第三种造血干细胞来源。目前主要开展非血缘的脐血干细胞移植。

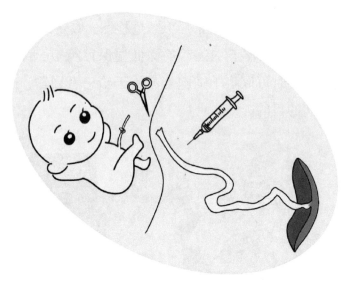

脐带血采集

16 脐血移植的适应证有哪些?

为保证患者对脐血干细胞移植的成功,被移植者应符合适应证及移植条件,目前较一致的脐血干细胞移植有以下四点。

(1)无 HLA 相合的血缘及非血缘供者,但又急需尽快移植者,如已获完全缓解的急性白血病患者,尤其是第二次完全缓解者，如不及时移植在短期内随时可能复发。

（2）所选的脐血有较好的 HLA 相合程度，被移植者间至少在 HLA6 个位点中有 4 个相合。

（3）提供的脐血细胞数至少 $>2×10^7$/kg，即按被移植者体重计算，每千克体重获得的脐血有核细胞(指红细胞以外的血细胞)数应 >2000 万个，冷冻的脐血(以冷冻方式保存脐血)解冻后所含的有核细胞数至少应 >1500 万个。

（4）如 HLA 相合程度差，或脐血所提供的有核细胞总数低于上述标准，则移植后不易植入，即使植入也极易复发，最终导致移植失败。

17 脐血移植效果怎么样？

脐血干细胞移植的总体生存率仍较低，原因为移植物所含有核细胞总数较低，影响植入，造成造血重建延迟，移植后早期死于感染、出血性并发症者增加。如何增加脐血的收集量及有核细胞数是当前研究的重点。现在已开展脐血体外扩增，即在体外加入某些造血生长因子，使其有核细胞，尤其是造血干细胞数量有一定程度的增长。此外，现逐步在探索进行 2 份或多份脐血混合移植的可能。

18 准备大剂量化疗联合自体造血干细胞移植前，患者需要做什么准备？

（1）预防性使用抗炎药物。移植后因为白细胞低下，患者易合并感染，因此需要预防服用抗细菌、抗病毒、抗真菌药物，如更昔洛韦、复方磺胺甲噁唑等。入仓后护士每日会发放漱口水，制霉素片加生理盐水和碳酸氢钠溶液漱口等。

（2）不同专科检查，排除隐藏的感染病灶：①口腔科检查，如有龋齿等情况，血常规检查正常允许的情况下可能需要拔牙；②耳鼻喉科检查，有无隐性病灶；③肛肠科检查，如果存在肛周脓肿等，需要进行处理；④女性患者需行妇科检查，排除妇科炎症。

19 自体造血干细胞移植的治疗过程是什么？

简单来说就是在保护性隔离的情况下，先给予大剂量化疗，然后回输自体造血干细胞，最后等待血常规重建，预计20~27天看血检验结果。

20 自体造血干细胞移植需要多少钱?

一般情况下，自体造血干细胞移植的总费用为 10~15 万元。由于医院级别、地区差异以及患者自身情况等因素不一样，最终费用会有所不同。

21 为什么我需要做腰椎穿刺呢?

腰椎穿刺术是临床上诊断与治疗肿瘤性疾病的常用诊疗方法之一。

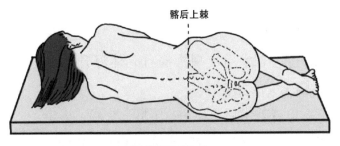

髂后上棘

腰椎穿刺体位

腰椎穿刺术的目的：

(1)用于肿瘤性疾病的诊断与治疗。多用于诊断脑膜白血病，并通过腰椎穿刺鞘内注射化疗药物治疗脑膜白血病。

（2）中枢神经系统炎症性疾病的诊断与鉴别诊断。

（3）脑血管意外的诊断与鉴别诊断。

体位配合：侧卧于硬板床上，背部与床面垂直，头向前胸部屈曲，两手抱膝紧贴腹部，使躯干呈弓形。或由助手立于术者对面，用一手搂住患者头部，另一手搂住双下肢腘窝处并用力抱紧，使脊柱尽量后突，以增加椎间隙宽度，便于进针。穿刺一般选择 3~4 腰椎间隙，如果这一间隙太窄也可向上或者向下选择一个间隙。

22 做完腰椎穿刺后要注意些什么？

腰椎穿刺术后注意事项：

（1）穿刺后去枕平卧 4~6 小时。

（2）患者若术后出现头痛且有体温升高，应严密观察有无脑膜炎的发生。

（3）患者若术后有恶心、呕吐、头昏、头痛者，应平卧休息，必要时按医嘱使用镇静、止吐、止痛药。

23 什么是骨髓穿刺？

骨髓穿刺术是血液科最基本的诊断手段，它是通过采取骨髓液以检查血细胞的形态学等，以协助临床诊断、疗效观察及预后的判断。

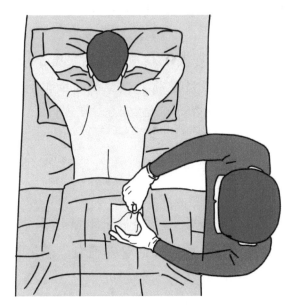

骨髓穿刺

骨髓穿刺术的目的：

（1）诊断性穿刺。

①各种血液系统疾病，不明原因的红细胞、白细胞、血小板各形态异常的诊断、鉴别诊断及疗效评估。

②了解非血液系统肿瘤有无骨髓转移。

③不明原因的发热以及肝脏、脾脏、淋巴结肿大等的诊断、鉴别诊断。

④寄生虫病检查，如疟原虫、黑热病病原体（杜氏利

什曼原虫)等。

⑤了解骨髓造血情况,也可作为化疗和应用免疫抑制药时的参考。

(2)治疗性穿刺,骨髓移植时骨髓采集。

体位配合:胸骨及髂前上棘穿刺时取仰卧位,髂后上棘穿刺时应取俯卧位或侧卧位。

24 骨髓血是怎样采集的?

供者进入骨髓采集室,经局部麻醉后采集骨髓血。医护人员将从髂后上棘进针抽取骨髓血。采集骨髓血是一较简单的操作,很安全。

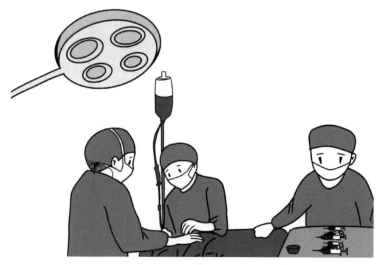

采骨髓血

（1）供者进入无菌室采集室后，请按照医生的要求，取俯卧位，便于医生采集的顺利进行。

（2）整个采集骨髓血的过程需 1~2 小时，告知患者勿紧张，并取得供者配合。

（3）采集骨髓血过程中，将进行严密的生命体征监测，也会为供者进行适当的血容量补充，供者在采集过程中有任何不适，医生将进行及时对症处理。

25 供者采集骨髓血后要注意些什么？

（1）采集骨髓血后，供者回病房应去枕平卧 6 小时，可使针刺部位迅速愈合。

（2）应加强营养，促进血细胞生长。遵医嘱按时服用一些补铁补血的口服药，如速力菲、叶酸等。适当补充营养，如肉食、蔬菜、水果、红枣、桂圆等。

（3）采集骨髓血后穿刺部位可能会有轻微疼痛，如针刺部位出现红、肿、热、痛等情况，应及时告诉医生。

（4）采集骨髓血后 3 天内不可淋浴，以免穿刺部位感染。

（5）采集骨髓血后 1 周内应在家休息，活动量逐渐增加，做到劳逸结合。若感头晕应在附近医院检查血常规。若没有不适，可恢复工作或学习。

（6）采集骨髓血后应注意伤口有无红肿、疼痛的表现，如有相关症状应及时与采集骨髓血的医院联系，以得到及时处理。

（7）因身体原因，亲缘供者2周内减少到医院探视，防止发生院内感染。1~2周复查1次血常规、肝功能，直至恢复正常。采集后3~7天可恢复正常工作。

二、移植患者日常营养

① 移植患者该怎么吃才好啊？

造血干细胞移植患者进入移植病房起，开始食用高压无菌饮食，饮食对移植患者是非常重要的一个环节。高压无菌饮食是指将做好的饭菜放入高压锅中，待水开后再继续高压5~10分钟。根据移植过程的不同分期，饮食具体要求不同，下面就饮食原则进行相关的介绍。

饮食原则：应注意饮食卫生，水果蔬菜要洗干净，饭菜要新鲜，变质的食品不食用，发酵及腌制的食品不食用，饭菜尽量自己制作，亲属为患者做饭菜前一定要

高压锅饮食

清洗双手，保持饭菜清洁；不可食用辛辣、刺激、油炸、海鲜、带刺及过于油腻的食物，以免损伤口腔及消化道黏膜。

② 预处理期饮食

患者将进行移植阶段的前 3 天，消化道反应不太明显，建议进食清淡、易消化的饮食，以炖、煮、蒸等方式做的食物，尽量做到色、香、味俱全，可选蒸山药、蒸山芋、炒胡萝卜、黄瓜、菠菜、油菜等。主食可选择软米饭、馒头、花卷、面条、素馅包子（韭菜除外）、粥等食物。随着化疗药物的应用，患者胃肠道反应加重，食欲明显下降，建议将膳食改为易消化吸收的半流质少渣饮食，如粥、面汤、鸡蛋羹等；进行放疗的患者，还应禁食牛奶、土豆、红薯等易引起腹胀的食物。若患者出现腹泻症状，此时应禁止食用油类，纤维类食物，主要为患者提供半流质饮食，如面条汤、粥等无油、少纤维食物。

3 骨髓抑制期饮食

移植预处理后，患者骨髓抑制症状严重，饮食情况较前期无明显改善，出现纳差，除了静脉补充营养液，建议患者每天进食易消化的流质饮食，餐具和食物要严格高压灭菌，以免出现肠道感染。单一饮食容易引起患者厌烦，建议增加饮食种类。若出现口腔、食管溃疡，溃疡较轻时，鼓励患者进食清淡软食或半流质，如面片汤、大米粥、小米粥、红豆粥、八宝粥等；溃疡较重时，应为患者提供高压流质或半流质，如米汤、藕粉、细玉米面糊、白面粥、蛋白米粉等，以减轻进食时的口腔溃疡疼痛。口腔溃疡疼痛明显时，可用吸管吸入，鼓励患者进食，粥类的食物除可维持消化功能外，还可以润滑受损的消化道，有利于溃疡的修复。

④ 血象常规不正常期饮食

造血干细胞输注大约2周后造血开始重建，血常规开始走向正常，患者的消化道黏膜开始好转，黏膜水肿症状逐渐能减轻，饮食可以逐步从流质改为半流质至软食，从藕粉、米汤改为米粥、面汤、鸡蛋汤，再逐渐可以吃馒头、少油的饭菜；血常规恢复正常之后，视情况可改为正常饮食，饮食可多样化，如肉、蛋、奶、水果，但要注意循序渐进，不可进食过多、过杂，以免引起腹泻、腹胀等不适。

⑤ 简易隔离期饮食

患者无腹泻、腹胀等不适时，可少量试用一些去油的肉汤或米粥中放入猪肝沫、鸡肝沫等肉类。如未出现消化道不适症状，可以逐渐加量食用，如排骨汤面、鸡汤面，食物的高压灭菌时间也可随着血常规正常而逐渐减少。

造血干细胞移植患者出仓后，由于造血功能刚刚重建，加之免疫抑制药物的应用，患者免疫力还是比较低，所以饮食应注意清洁卫生，严禁暴饮暴食、严禁饮酒，饮食应为高蛋白、多种维生素、富含铁、叶酸、维生素 B$_{12}$ 等造血所需原料的食物，如鸡蛋、瘦肉、新鲜易清洗的蔬菜、水果等。肉食应先以白肉类，如鸡肉、鱼肉为主，因白肉易于肠道的消化与吸收，之后逐渐加入红肉类。

三、移植期间患者出现的症状及处理

①化疗期间总是便秘怎么办？

（1）明确合理的饮食，做好饮食的调整，在胃口还可以的情况下，可以进食高热量，高蛋白，高纤维素，富含维生素的食物。

（2）促进肠胃蠕动，比如按摩腹部，方法是每天起床及睡前平卧，以脐为中心顺时针方向缓慢按摩 30 次，每日 2 次，刺激消化道并调整脾胃功能，增加胃肠蠕动有利排便。

（3）遵医嘱合理使用缓泻药。

2 移植期间发生口腔黏膜炎的诊断标准有几种?

造血干细胞移植期间口腔疼痛是出现了口腔黏膜炎的表现。口腔黏膜炎根据以下标准分为 0~Ⅳ级。

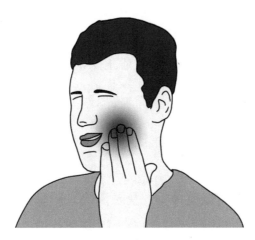

口腔疼痛

0 级：口腔黏膜无异常。

Ⅰ级：口腔黏膜有 1 个或者 2 个<1 cm 的溃疡。

Ⅱ级：口腔黏膜有 1 个>1 cm 的溃疡或数个小溃疡。

Ⅲ级：口腔黏膜有 2 个>1 cm 的溃疡或数个小溃疡。

Ⅳ级：口腔黏膜有 2 个以上>1 cm 的溃疡或(和)融合溃疡。

3 引起口腔黏膜炎的原因有哪些?

(1)移植预处理期间使用化疗药物的毒性。

(2)移植期间大剂量化疗及免疫抑制药的使用、抗生素的运用,导致患者体内菌群失调,引起口腔真菌大量繁殖,导致口腔真菌感染。

(3)发生口腔移植物抗宿主疾病,是常见的造血干细胞移植并发症之一,发生率占45%~83%。

4 口腔黏膜炎怎样预防?

(1)移植前全面体检,及时清除口腔隐藏感染灶。

(2)必要时营养支持,补充 B 族维生素。

(3)注意口腔清洁卫生,餐后漱口,根据具体情况,选择合适的漱口液。

(4)使用甲氨蝶呤后,及时遵医嘱使用亚叶酸钙解救,并配置亚叶酸钙漱口液含漱。

(5)合理使用碳酸氢钠漱口液碱化口腔环境,预防口腔真菌感染。

5 发生了口腔黏膜炎如何治疗?

（1）在移植期间及院外使用免疫抑制药期间，避免进食辛辣刺激、过冷、过热、过硬的食物；给予流质或半流质饮食。

（2）合理运用紫外线治疗仪进行口腔局部理疗，促进溃疡愈合。

（3）进食时口腔疼痛厉害，可遵医嘱使用利多卡因含漱液止痛处理，改善患者舒适度。

（4）出现疱疹性口唇炎时，遵医嘱使用局部抗病毒药物涂抹。

6 移植期间为什么会腹泻?

"移植无小事，事事需小心"。

造血干细胞移植是目前治疗恶性血液病最有效的方法之一。造血干细胞移植后所造成的腹泻是一种常见的并发症，腹泻的原因比较复杂，有预处理所用药物的毒性、感染、肠道异基因骨髓移植后综合征、药物或者饮食不当等造成。造血干细胞移植后，患者的造血功能和免疫功能尚未重建，同时迁延不愈，难以控制的腹泻多

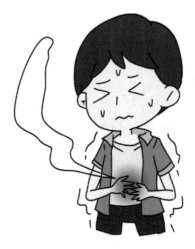

腹痛

伴有肠道黏膜广泛的损伤，增加了移植后免疫功能低下患者感染的风险。预防腹泻的发生以及科学的护理，对于提高移植后患者的预后，提高生存质量和生活质量尤为关键。

7 移植期间腹泻如何应对?

急性腹泻：口服蒙脱石(思密达)减少肠道分泌；洛哌丁胺(易蒙停)抑制肠蠕动。

菌群失调：使用肠道益生菌，如培菲康等。

感染性腹泻：应用小檗碱、抗感染药物。

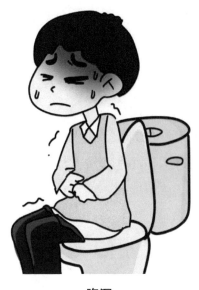

腹泻

肠道异基因骨髓移植后综合征：遵医嘱使用抗排异药物。

轻度腹泻可进行饮食指导，嘱低脂少渣流质或半流质饮食，如米汤、稀粥、煮烂的面条。

1~2度异基因骨髓移植后综合征，嘱易消化半流质的无菌饮食。

3~4度异基因骨髓移植后综合征，嘱禁食禁饮，静脉营养。

正常后饮食逐渐少量增加并严密观察。

8 为什么移植期间护士老要我喝水啊?

　　移植的预处理期间大量化疗药物的联合使用,尤其是环磷酰胺的使用,会使尿酸增高,大量饮水可以加快体内药物及其代谢产物的排出,最大限度减轻药物对肾脏及身体的损害,同时达到冲洗膀胱及尿道的作用,预防出血性膀胱炎。所以,移植期间要求每日喝水 3000 mL 以上。

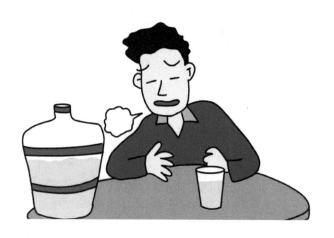

9 移植患者为什么需要住层流病房呢?

　　层流病房是通过空气净化设备保持室内无菌的病房,装有改变空气环境洁净度的设备。为保持室内无菌,环境及空气每日消毒,进入层流病房的物品需经无菌处理。

患者在行造血干细胞移植时，在造血功能和免疫功能重建之前，由于大剂量化疗、放疗，几乎摧毁了患者的造血功能和免疫防御系统，患者处于全血细胞缺乏的严重免疫缺乏状态，处于骨髓衰竭期，极易发生各种感染及其他并发症。各种病原菌感染是造血干细胞移植中最常见的并发症，也是造血干细胞移植造成死亡的主要原因之一。根据这一特殊性，对患者治疗必须实施全环境的保护隔离，也就是需要在专门的造血干细胞移植病房——也称无菌空气层流病房内进行。空气层流室是一个相对无菌的病房，空气经过高效滤过，其内所有物品也经过消毒灭菌处理，利用这种无菌环境，减少污染的机会，帮助移植成功。由于该病房要求消毒无菌较普通病房严格，出入病房都有相关规定，所以给患者，特别是给患者的亲属、陪伴带来不便，但通过电话、探视窗及监护屏幕是能与亲属保持联系的。

10 为什么我回输自体造血干细胞的时候会闻到一股怪怪的像玉米似的味道啊？

这是因为自体造血干细胞冻存时会加入一种名为二甲基亚枫的药剂作为细胞的低温保护剂，防止自体造血干细胞在超低温下的损害，该药输入人体后会通过呼吸排出，您可能就会闻到这种特殊的气味。

11 亚叶酸钙的漱口液为什么一定要用啊？

在造血干细胞回输后，为了预防移植物抗宿主病，医生会给您使用甲氨蝶呤，该药会对黏膜造成一定的损伤，形成口腔黏膜炎，为了预防及减轻该症状，所以您需要按要求使用亚叶酸钙漱口液做预防及处理。采用"含–漱–咽"的方式进行，具体方法如下：含，将亚叶酸钙漱口液 10~15 mL 含于口腔 2~3 分钟；漱，鼓动双颊及唇，使漱口液充分接触牙龈及黏膜，利用液体的冲力冲刷口腔的各个面，鼓漱后吐出；咽，缓慢吞入 10~15 mL 亚叶酸钙漱口液。漱口时间每 1~2 小时含漱一次。

12 为什么我在预处理期间要吃抗癫痫药物呢？

因为在预处理期间输注化疗药物白消安的过程中，可能会出现意识模糊、幻觉、癫痫发作等神经系统症状，为了预防白消安的不良反应，医生会预防性地给您使用相关的抗癫痫药物，如苯妥英钠、左乙拉西坦等。

四、移植后出院居家护理

1 移植患者出院后可以养花草或养宠物吗？

很多朋友爱好种一些花花草草，但是为了清洁与卫生，患者在移植后最好不要在家中摆放植物和鲜花，因为生长在有土壤、水的植物可能会引起对人的感染。因

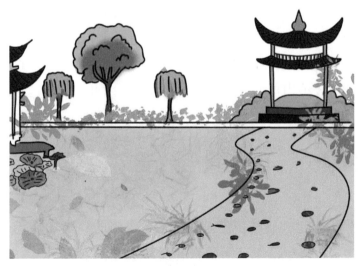

花园

此移植后的 6 个月甚至一年以内尽量避免接触植物，等恢复免疫系统后再考虑。患者可以做好个人防护，适当的到公园散步锻炼身体，但注意要避开人群密集的地方，避免交叉感染。

2 移植患者在居住方面有特殊要求吗?

（1）租房居住房屋需采光好，最好是阳台和房间都能够晒到太阳，这样可以有效的避免潮湿。

（2）尽量不要选择临街的租住房屋，楼下最好不要有垃圾中转站，楼层建议五楼以上。

（3）如果租屋没有纱窗，最好全部安上纱窗，这样可以有效避免蚊子和苍蝇。

因移植后的患者身体虚弱，抵抗疾病能力低的缘故，比较怕出血、感染等并发症发生，因此，最好是居住单间。

3 移植患者出院后应该注意些什么?

造血干细胞移植出院后，患者身体的免疫功能仍未恢复，很多生活细节需要患者及其亲属关注。

（1）避免剧烈运动，避免劳累，可视身体情况进行轻柔活动,如散步等。

（2）注意饮食和餐具清洁,不食油腻和不易消化的食物,从清淡易消化的食物逐渐过渡到正常饮食。新鲜水果必须洗净,削皮后再食用。

（3）注意个人卫生,不去人多拥挤的地方,外出时戴口罩保护自己。

（4）餐后漱口,经常检查口腔、咽部有无感染。

（5）按医嘱服药,注意服药后的不良反应。有不适时及时和医务人员沟通就诊。

（6）保持大便通畅,习惯性便秘的患者,注意补充富含纤维素的食物,以防便秘导致痔疮加重引起肛裂。注意会阴清洁,勤洗勤晒被褥及衣物。

4 移植患者出院后怎样安排复查?

造血干细胞移植患者出院后,需定时到血液科门诊随诊复查,随诊时间及频率为移植后 1~3 个月内,每周复查 1 次;移植后 3~6 个月,每 2 周复查 1 次;移植后 6~9 个月,每月复查 1 次。或者根据病情定期复查各项血液指标以及 B 超、心电图、骨髓及嵌合状态等检查,根据复查结果由移植专科医生给予用药指导。

⑤ 自体造血干细胞移植后应该多长时间去医院复查?

自体造血干细胞移植后,如果没有贫血、发热等身体不适的情况下,移植后定期 3 个月进行 1 次复查,移植科医生会根据患者的情况调整患者后续治疗及复诊的时间。

⑥ 移植患者的药该怎么吃? 是餐前吃好,还是餐后吃好呢?

口服给药是人们生活中最常用的服药方法,也是符合世界卫生组织(WHO)提倡的药物剂型选用原则。能口服的就不肌内注射,能肌内注射的就不静脉注射。研究发现,对于某些疾病,哪怕是同一药物、同一剂量,在一天中的不同时间服用,其疗效和不良反应可能相差几倍,甚至几十倍。到底什么时间才是药物的最佳服用时间呢? 药物说明书上会提示餐前吃或者餐后吃,其实这样的叙述让服药者很困惑,所谓的餐前到底是餐前多长时间? 餐后又是多长时间呢? 对于移植后患者,当口服药超过 10 种时,又该怎么吃? 一起吃还是隔开吃? 我们通过一个小小的例子来详细介绍:某患者 50 岁,异基因造血干细胞移植术后 3 个月，目前出现皮肤及肠道异基因骨髓移植后综合征、高血压、糖尿病、尿酸偏高等症状，现阶段服用的药物有环孢素、骁悉、伏立康唑、更昔洛韦、络活喜、拜糖平、碳酸氢钠片、复方磺胺甲噁唑。

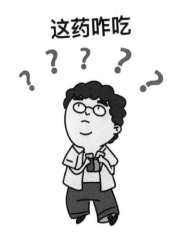

作为异基因造血干细胞移植的患者，首先考虑的应该是抗排异的环孢素、他克莫司、骁悉、雷帕霉素、西罗莫司等药物的服用，而且免疫抑制药的服用有明确的时间要求，同时也涉及到血药浓度的检测要求，因此要首先确定免疫抑制药的服用时间，再考虑其他药物的服用时间。抗真菌药物伏立康唑的生物利用度较高（96%），应餐前或餐后 1 小时服用，以达到最好的疗效，此外，该药会影响环孢素等免疫抑制药的代谢，避免同时服用，并根据环孢素血药浓度调整剂量；抗病毒药物更昔洛韦

的吸收不受进食的影响，进食后或空腹服用均可；降压药络活喜起效慢，其血药浓度达到峰值时间 6～12 小时，而人体血压在一天中呈"二高一低"的节律波动：即上午 9～11 时，下午 16～18 时最高，次日凌晨 2～3 时最低，所以一般睡前服用效果更佳。考虑到个体化情况，络活喜应根据患者自身血压波动情况，每天在固定时间服用；降糖药物拜糖平需要嚼碎才能起效，因此应在三餐的第一口饭时嚼服；碱化尿液的碳酸氢钠片有特殊的生化特性，可能会影响其他药物，因此应尽可能与其他药物分开服用。

7 移植患者应该怎么样保护 PICC 导管?

经外周静脉穿刺中心静脉(PICC)导管就是我们患者的生命线，一定要悉心保护好。

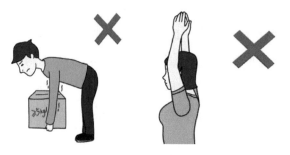

PICC 后不宜搬重物和双手上举

（1）天气炎热时，患者应尽量处于温度为 24～26℃环境中，减少户外活动及家务劳动，减少出汗，保持敷贴的中心静脉导管干燥、平整。

（2）清淡饮食，避免进食刺激性食物。

（3）学会自我观察局部穿刺点有无红、肿、热、痛、瘙痒及渗液，如有任何异常及时到医院就诊。

（4）选择透气性好的贴膜固定好中心静脉导管。

（5）保持患者局部皮肤清洁，天气炎热，可增加洗澡频次，但在洗澡前应做好中心静脉导管相应的保护，防止贴膜浸水。可以进行淋浴，但禁忌盆浴及游泳。

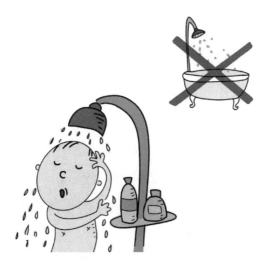

可以淋浴，不宜盆浴

五、嵌合抗原受体 T 细胞免疫疗法(CAR-T)

1 什么是嵌合抗原受体 T 细胞免疫疗法(CAR-T)?

嵌合抗原受体 T 细胞免疫疗法(chimeric antigen receptor T-Cell Immunotherapy，CAR-T)是一种治疗肿瘤的新型精准靶向疗法，近几年通过优化改良在肿瘤治疗上取得很好的效果，是一种能够精准、快速、高效且有可能治愈癌症的免疫治疗方法。

目前，大部分 CAR-T 疗法还处于临床实验阶段，其中治疗范围集中在以下方面：

(1)复发的急性 B 淋巴细胞白血病(经过治疗缓解后再次发作)，或者难治的急性 B 系淋巴细胞白血病(使用其他抗白血病治疗后病情没有缓解)。

(2)两种或两种以上方法治疗失败的大 B 淋巴细胞非霍奇金淋巴瘤。

(3)CD19 阳性复发，难治性恶性淋巴瘤。

(4)CD19 治疗失败，CD22 阳性的急性淋巴细胞白血病。

2 CAR-T 疗法是怎样操作的呢?

标准的 CAR-T 治疗操作流程主要分为以下七个步骤。

(1)评估患者:操作前必须评估患者是否符合 CAR-T 治疗的适应证。

(2)分离 T 淋巴细胞:通过外周血血细胞分离机从肿瘤患者血液中分离出单个核细胞,进一步磁珠纯化 T 淋巴细胞。

(3)改造 T 淋巴细胞:用基因工程技术,把一个含有能识别肿瘤细胞且激活 T 淋巴细胞的嵌合抗原受体的病毒载体转入 T 淋巴细胞,即把 T 淋巴细胞改造成 CAR-T 细胞。

(4)扩增 CAR-T 细胞:在体外培养以大量扩增 CAR-T 细胞。一般一个患者需要几千万个 CAR-T 细胞,乃至几亿个 CAR-T 细胞,体重越大,需要 CAR-T 细胞越多。

(5)CAR-T 细胞回输入人体:把扩增好的 CAR-T 细胞通过静脉回输到患者体内,开始进行肿瘤细胞免疫治疗。

(6)监控反应:严密监护患者身体反应,尤其是 CAR-T 细胞输入体内后 1~2 周内可能发生剧烈不良反应。

(7)评估治疗效果：多在回输 CAR-T 细胞后第 15 天和第 30 天评估对原发病的治疗效果。

整个疗程持续 5 周左右，其中第(1)步到第(3)步需要 2 周，花费时间较长。

3 CAR-T 治疗的不良反应有哪些？

CAR-T 细胞疗法无疑为癌症治疗带来新希望，然而，这种疗法也有严重不良反应，主要是细胞因子释放综合征（也称为细胞因子释放风暴，cytokine release storm，CRS）和神经毒性。如果处理不及时可能会危及生命。所以输注 CAR-T 细胞后必须严密监测。

(1)细胞因子释放综合征（CRS）发生原因是由于大量 CAR-T 细胞输入体内，导致免疫系统被激活，释放大量炎性细胞因子，从而使人体产生严重不良反应。该综合征的临床表现包括高热、发冷、恶心、疲劳、肌肉疼痛、毛细血管渗漏、全身水肿、潮红、低血压、少尿、心动过速、心功能不全、呼吸困难、呼吸衰竭、肝衰竭、肾功能损害等。

(2)神经毒性发生原因目前不是很清楚，可能与细胞因子释放综合征（CRS）有关。临床表现包括头痛、谵妄、语言的部分能力丧失，反应迟钝、癫痫发作、昏迷等，甚至因脑水肿引起死亡。

（3）过敏反应也是可以预见的不良反应，主要是皮疹，其他反应无法与细胞因子释放综合征区分。对于呼吸困难、水肿、血压下降等症状，临床会归于细胞因子释放综合征反应。

④ 如何应对 CAR-T 细胞疗法的不良反应？

无论国内还是国外，CAR-T 细胞疗法安全问题一直是大家关注的焦点。目前来看，CAR-T 细胞疗法发生不良反应是不可避免的，CAR-T 细胞疗法还没有完全精准到只针对肿瘤细胞，而对正常人体细胞不起效应。

CAR-T 细胞回输至患者体内后需要病情监测 15 天到 4 周。回输后 15 天需要住院严密监测不良反应及时处治。出院后 4 周内不能离医院太远，以方便到医院及时处理不良反应。

目前，治疗机构已经形成了一套应对 CAR-T 细胞疗法的不良反应的方案，包括治疗细胞因子释放综合征的有效药物；降低血液中 IL-6 水平的抗 IL-6 受体抗体——托珠单抗。同时，激素的使用可以很好地控制其不良反应(参见 NCCN2018 年免疫疗法治疗指南)。

通过提高临床预见性,识别不良反应的高危因素,可以降低不良反应发生的概率。例如,通过在 CAR-T 细胞回输患者体内前,在预化疗中加入降低肿瘤负荷的化疗方案,以降低患者体内肿瘤负荷,达到减轻治疗不良反应。

CAR-T 细胞治疗过程中全血细胞减少非常常见,对于本身存在感染的患者,在治疗过程中极有可能加重感染,若患者感染未得到控制,暂时不宜回输 CAR-T 细胞时,应该待感染有效控制后再用。同时,对于治疗过程中出现全血细胞减少的患者,必要的抗生素治疗可以有效阻止感染的发生。对于 CAR-T 细胞治疗后长期随访的患者,B 淋巴细胞及免疫球蛋白数量的减少也非常常见,建议每月一次的免疫球蛋白检测及丙种球蛋白的输注,可以有效避免因低球蛋白血症导致的感染。

⑤ 影响 CAR-T 细胞疗法的因素有哪些?

(1)患者的自身情况:CAR-T 细胞疗法的首要条件是能够从患者身上收集足够的高质量 T 淋巴细胞。某些患者由于前期化疗或病情严重,体内 T 淋巴细胞数量和质量都无法满足 CAR-T 细胞疗法所需要的 T 淋巴细胞。

另外，脑内肿瘤负荷大的患者，考虑到致命的危险性，也不能马上用 CAR-T 细胞疗法。

（2）CAR-T 细胞疗法的制造工艺和过程：CAR-T 细胞疗法过程很复杂，涉及 T 淋巴细胞的筛选收集、基因改造、活化、培养、扩增、修饰等，每一步都需要精心的设计和质量控制，无论哪一步出现差错都会影响 CAR-T 细胞疗法。比如，有案例显示，T 淋巴细胞中混入了 B 淋巴细胞杂质，导致患者对 CAR-T 细胞疗法产生抗性，这说明细胞的纯度非常重要。

（3）肿瘤自身的特性：有研究显示，接受抗 CD19 和抗 CD22 的 CAR-T 细胞疗法后，一年内有近一半的患者肿瘤复发，这与肿瘤逃逸和 CAR-T 细胞疗法持续性有很大关系。如何找到更多的肿瘤靶点并尽可能杀尽肿瘤细胞，如何增加 CAR-T 细胞疗法在体内的持续性还有待改进。

（4）治疗的不良反应：一般来说，有细胞因子释放风暴的不良反应，表明机体对治疗有反应，杀灭肿瘤细胞有效果。但是严重不良反应，往往需要提前采取措施中断 CAR-T 细胞在体内的杀灭作用。这是否会影响消灭肿瘤细胞的最终效果，还有待进一步评估。

（5）体内肿瘤负荷：最近，美国纪念斯隆·凯特琳癌症研究中心（MSKCC）的研究显示，CAR-T细胞治疗前体内肿瘤负荷较轻（异常增生的原始细胞<5%）的患者，他们的治疗效果更好，长期缓解率更高。

另外，CAR-T细胞治疗后完全缓解率与患者是否进行过骨髓移植、化疗种类、患者年龄、做过几种治疗以及CAR-T细胞治疗的剂量等因素基本上都没有关系。

03

心理防护与疏导篇

一、移植期间心理准备

① 造血干细胞移植患者常见的心理问题有哪些？

造血干细胞移植是目前治愈恶性血液肿瘤的唯一有效手段，治疗周期长，特别是移植期间需要在移植仓内实行全环境保护性隔离，隔离环境空间相对狭小、闭塞，容易导致患者出现焦虑、抑郁、恐惧甚至愤怒等心理问题。

焦虑是一种原因不明的紧张不安表现，所有的住院患者都经历过不同程度的焦虑。患者的焦虑心理反应主要表现为交感神经系统亢进的症状，如血压升高、心率增快、呼吸加快、出汗等。产生焦虑的原因可能与对于疾病的担心、不熟悉医院环境、诊断治疗护理方面的问题、经济负担、疾病造成的家庭和工作负担、人际关系问题等有关。生活中每个人都会经历焦虑情绪，当面对重大生活事件或者要做重大决定时都会出现焦虑，焦虑情绪意味着大脑在高速运转，以提醒机体需要提高警惕去应对。在移植中，适度的焦虑情绪可以提高警觉水平，可以提高机体对环境的适应和应对能力，是一种保护性反应。

抑郁主要是以情绪低落、兴趣缺乏等情感活动减退、消极情绪为主的一组症状。多见于慢性疾病或者有功能障碍疾病的患者。在抑郁状态下患者主要表现为对外界事物感到悲观、失望、冷漠等消极情绪；自卑、自责、自尊心下降等自我概念消极；生理功能方面会出现睡眠障碍，食欲、性欲减退等不适；社交功能方面会出现言语减少、兴趣缺乏、退缩、社交减少等。

恐惧是指面临某种事物或处境时出现的紧张不安反应。恐惧可见于正常人，如面对危险动物和未知处境。病态的恐惧是指与现实威胁不相符的恐惧反应，表现为过分害怕，提心吊胆，且常伴有明显的自主神经功能紊乱症状，如心悸、气急、出汗、四肢发抖，甚至大小便失禁等，恐惧往往伴有回避行为。在移植中，过度或持久的恐惧会对机体产生不利影响。

愤怒是个体达到目标受挫时产生的不愉快的情绪。患者常常认为自己患病是不公平的，不应该发生在自己身上，加上疾病所带来的痛苦和不良影响，患者容易出现愤怒情绪。如果患者的愤怒情绪得不到合理疏导，容易引发冲突。

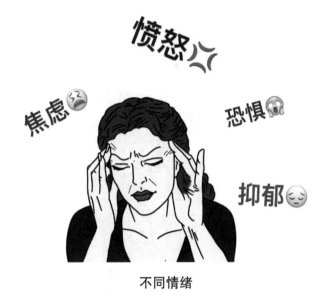

不同情绪

2 我的亲属不愿意为我捐献干细胞，我很愤怒，我该怎么办?

首先需要摆正心态，要意识到造血干细胞捐献是一个自愿的行为，亲属愿意进行造血干细胞捐献是情分，我们需要对其怀有感恩之情，拒绝捐献也是他人做出的决定，我们无权进行干涉。这种情况下，我们可以和主管医师沟通，积极联系中华骨髓库进行移植检索配型，寻求合适的志愿者进行造血干细胞捐献，完成移植。

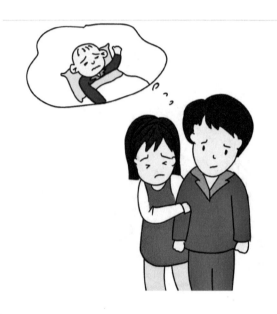

③ 我总是忍不住搜索移植相关的报道，担心移植
效果怎么办？

　　在移植前与医务人员保持有效的沟通，充分评估病
情及移植风险，和家人一起共同决策，一旦确定了进行
移植就全力以赴努力配合，将专业的事情交给医生，不
做无畏的担心。造血干细胞移植是恶性血液肿瘤的唯一
有效治愈手段，同时也是属于高风险的治疗手段之一，
在医学上的治愈无法达到百分百成功，但是如果不做移
植，恶性血液病患者面临的将是生命提前终止，做移植

还有较大的治愈希望，可以延长患者的生存期。患者可以适当的学习生命教育相关知识，和家人一起树立战胜疾病的信心，学习调节消极情绪的方法，多关注感兴趣和开心的事情。

④ 造血干细胞移植期间怎样监测心理健康状况?

造血干细胞移植的治疗周期长，维持稳定的情绪配合移植治疗非常关键。首先，患者需要及时的觉察自己情绪的变化，如果出现紧张、焦虑、易怒等情绪，甚至行为发生改变的情况，要及时向医务人员汇报，避免不良情绪的积累。其次，医务人员会定期为患者进行心理健康的评估，手段包括评估量表在内的一些评估工具，需要患者积极配合。

⑤ 造血干细胞移植期间可以怎样保持稳定的情绪?

稳定且积极的情绪状态是保证移植成功的关键。在移植前获取相关的医学知识，对移植的风险及获益有正确的认知和判断，在移植过程中可能遇到的并发症及不适有充分的心理预期，能够有效的减少情绪波动。其次，可以提前学习一些情绪稳定小技巧，例如"蝴蝶拍"，腹式呼吸等。

"蝴蝶拍"顾名思义就是像蝴蝶一样拍扇着翅膀，好像我们在拥抱自己，安慰自己，可以促进我们心理和躯体的恢复，进入一种稳定的状态。从生理学角度讲，这个练习是对身体进行双侧刺激，促进信息加工，激活副交感神经，从而使我们情绪稳定，获得安全感，以达到内心愉悦平静。具体操作：双手交叉在胸前，轻抱自己对侧的肩膀或上臂，双手交替轻拍自己的肩膀或上臂，左右各拍一次为一轮，用自己感觉舒服的力度去拍，以时钟的秒"滴答滴答"为轻拍的速度和节奏，一般 4~12 轮为一组，注意是左右交替轻拍，速度不要过快。

腹式呼吸：我国古代医学家很早就提出腹式呼吸有益身心健康，创造了"吐纳"、"龟息"、"气沉丹田"等健身方法，唐代名医孙思邈对腹式呼吸尤为推崇，认为吐故纳新使人神清气爽。

腹式呼吸放松指导语：请你用一个舒适的姿势半躺在椅子上，一只手放在腹部，另一只手放在胸部，注意先呼气，感觉肺部有足够的空间，来做后面的深呼吸，然后用鼻子吸气，保持 3 秒钟，心里默数：1-2-3，停留 1 秒钟，再把气体缓缓地呼出，可以在心中默数：1-2-3-4-5，吸气时可以让空气进入肺部，感觉那只放在腹部的手向上推，而胸部只是在腹部隆起时微微的隆起，要使你呼气的时间比吸气的时间长。好，让我们先来练习一下，请听我的指导语然后去做：深吸气，保持一秒钟，1-2-3，再呼气，1-2-3-4-5。深吸气，保持 1 秒钟，1-2-3，再呼出，1-2-3-4-5。再来，深呼气，保持 1 秒钟，1-2-3，再呼气，1-2-3-4-5。深吸气，保持 1 秒钟，1-2-3，再呼出，1-2-3-4-5。

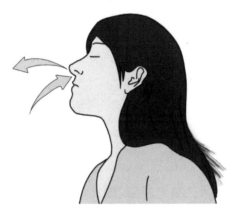

深呼吸

当你感觉这样呼吸节奏而感到舒服的时候，可以进一步进行平稳的呼吸，要尽量做到深而大的呼吸，记得要用鼻子深吸气，直到不能吸为止。保持 1 秒钟后，再缓缓地用嘴巴呼气，呼气的时候一定要把残留在肺部的气呼干净，同时头脑中可以想象，你所有的不快、烦恼、压力都随着每一次呼气将之慢慢地呼出。

6 造血干细胞移植期间遇到心理问题可以寻求哪些帮助？

　　首先可以寻求亲友的帮助，通过聊天倾诉等方式获得情绪的疏导。其次可以通过自我觉察，采取一些情绪疏导方式例如日记、画画、瑜伽等手段自我排解。再次可以通过和病友交流沟通获得同伴支持的力量，达到情绪缓解。最后还可以通过医务人员寻求专业的精神心理专家提供专业的指导。

7 怎样度过漫长的移植隔离期？

　　在移植期间，因为患者免疫力极低需要在层流仓内实施保护性隔离，移植周期有将近一个月左右，长时间没有家属的陪伴，与外界沟通交流减少，非常容易产生孤独、压抑和与世隔绝等内心体验。

　　怎样合理安排移植隔离期的时间呢，患者可以尝试进行自我管理。首先做出每天的时间安排，可以制定一份计划表，将必要配合完成的医疗相关项目和个人的生活及娱乐项目相结合，从晨起洗漱开始，比如按时服药，全身皮肤清洁消毒，口腔护理等，根据自己的时间结合需要完成的事情进行合理安排。其次可以合理控制睡眠时间，避免熬夜导致晨昏颠倒和整天昏睡的情况。另外患者可以根据自己的体能情况做出适当的运动安排，如冥想、太极拳或者八段锦，避免长期卧床造成的一系列不良后果。最后就是保持良好的心态，主动与医务人员交流，向医务人员反馈自身的变化，利于医务人员进行专业干预；同时积极与外界保持沟通，通过微信、视频及电话等方式与家属朋友进行交流，获得心理上的支持；也可以通过阅读、欣赏音乐等方式转移自己的注意力，保持自己稳定的情绪积极完成治疗。

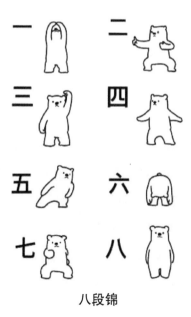

八段锦

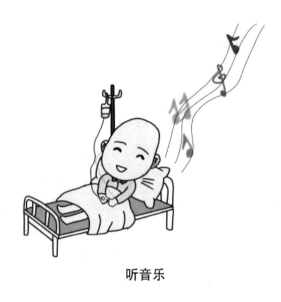

听音乐

8 造血干细胞移植后总觉得别人用异样的眼光看
我，我该怎么办？

　　造血干细胞移植患者短期内可能出现皮肤颜色加
深，因使用激素等原因导致肥胖等个人形象的改变，对
于许多在意形象的患者会有一定的影响，但都是短期内
发生的改变，是可逆的。首先移植后的患者可以寻找自
身的优点，给自己进行积极的心理暗示。告诉自己通过
和医务人员共同努力获得了移植成功非常的不容易，要
好好珍惜来之不易的健康成果。其次客观看待别人的评

价，即使自身形象短时间内发生了改变，相信自己就是最好的，学会接纳不完美的自己。树立正确的人生价值观，享受美好生命历程的同时，也会经历挫折。

⑨ 造血干细胞移植后我害怕被感染，不敢恢复工作和学习怎么办?

在移植后期没有明显并发症，血象平稳的时候，患者可以向医护人员提出申请，在专业指导下做好回归社会的准备。医务人员可以帮助患者及家属正确认识病情，调动患者的主观能动性，给患者提供信息。患者需注意自我护理，逐步增加活动量，慢慢扩大活动范围，逐步建立正常的人际关系，利用榜样的力量激励自己，强化自己在良好的人际关系中获得的愉快情绪和心境。

⑩ 心理调适小技巧

心理调适(mental adjustment)一译"心理调节"。是指用心理技巧改变个体心理活动绝对强度，减低或加强心理力量，改变心理状态性质的过程。我们要控制自己的心境、自觉地调整内在的心理不平衡、增强心理素质、保持乐观向上的情绪，就需要不断地觉察并进行心理调适。下面介绍几种常用的心理调适方法，可以根据自己的实际情况有选择地加以使用。

1)自我激励法：用生活中的哲理、榜样的事迹或明智的思想观念来激励自己，同各种不良情绪进行斗争，坚信未来是美好的，鼓励自己不要惊慌失措、冲动、急躁，而是开动脑筋、冷静思考、寻找对策。

2)注意转移法：当不良情绪出现时，可以采取转移注意力的方法寻找一个新颖的刺激，激活新的兴奋中心以抵消或冲淡原来的兴奋中心，使不良情绪逐渐消失。

3)适当宣泄法：当遇到各种矛盾冲突，引起不良情绪时，应尽早进行调整或适度宣泄，使压抑的心境得到缓解和改善。

4)自我安慰法：适当地进行自我安慰，解除焦虑、抑郁、烦恼和失望情绪，这样有助于保持心理稳定。

5)合理的情绪疗法：人们的情绪困扰是由于不正确的认知即非理性信念所造成的，因此，通过认知纠正，以合理的思维方式代替不合理的思维方式，就可以最大程度地减少不合理的信念给人们的情绪带来的不良影响。自我调适的方法还有很多，如环境调节法、自我静思法、广交朋友法、松弛练习法、幽默疗法等。总之，在造血干细胞移植的过程中，患者需要重点关注心理问题，稳定的情绪是有助于移植顺利进行并获得成功的重要因素。

二、心理疏导小技巧——正念疗法

正念疗法是一种自我调节的精神训练方法。就是有目的的、有意识的去关注、觉察当下的一切，但是对当下的一切又不作任何判断、任何分析、任何反应。常见的正念疗法包括：正念减压疗法、正念认知疗法、以及辩证行为疗法。

系统的正念疗法产生于 1979 年。美国麻省理工学院分子生物学博士、马萨诸塞州医学院的荣誉医学博士卡巴金(J. Kabat-Zinn)，在 1979 年为麻州大学医学院开设减压诊所，并设计了"正念减压疗法"(mindfulness-based-stress reduction，MBSR)，协助患者以正念禅修处理压力、疼痛和疾病。至此，正念疗法正式诞生。许多研究证实正念不仅能保护身体免受心理压力的负面影响，也能预防和治疗忧郁、焦虑等心理健康问题。在移植期间，患者可以用正念疗法改善不良心态与缓解不适。如何运用正念疗法呢?

首先，在专业心理咨询师的指导下，学习和掌握正念减压治疗的方法和理论；其次，在日常生活中实施自我治疗。自我治疗是正念疗法的主要治疗方法，在日常生活中随时随地都能够进行。在移植前按照以下几个简单实用的练习来进行自我训练并熟练掌握，有利于在移植期间减轻心理压力等问题。

（1）深呼吸，观察包括注意内部和外在的体验，包括想法和感觉。轻轻地感受到自己目前的姿势，然后请深深的呼吸，放空自己，感受当下。

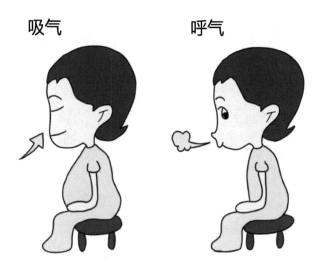

深呼吸指导

深呼吸指导：

1）深呼吸

2）用脚步测量呼吸

3）数呼吸

4）听音乐时，随顺你的呼吸

5）谈话时，随顺你的呼吸

6）随顺你的呼吸

7）运用呼吸，静定身心以知喜

（2）身临其境地参与一项活动。比如听一首从未听过的歌，然后再播放，选择自己喜欢的方式如跳舞、拍打节奏等。请您完全参与，意识到每一个步骤或者说明，而不是犹豫或者自我意识。如果您感到从当下的活动跳脱出来，那么您只需继续观察这些想法和情绪，把它们放在一边，然后再次回到活动中。

在正念的训练中，我们尽可能的专注在当下这一刻。如果你习惯性地又开始想过去和未来的事情，那么你也应该觉察到此时的状态，然后你可以慢慢的把自己的注意力拉回到当下这一刻，拉回到对于现在状态的觉知上来。通过这样的练习，我们的专注力会有所提升，同时我们对于自己的思维也更能把握，能够更快的从不良情绪的影响中走出来。

三、心理疏导小技巧——绘画疗法

绘画疗法是心理健康评估、疏导和治疗方法之一，是指绘画者在绘画的创作过程中，通过绘画工具，将潜意识压抑的感情和冲突呈现出来，并且将负能量进行释放、解压、宣泄情绪、调整情感和心态、修复心灵创伤、填补内心世界的空白，获得满足感、成就感、自信心，从而达到诊断和治疗的良好效果。

绘画疗法最早起源于 20 世纪初对精神病艺术家的研究。目前绘画疗法一般有三类，第一类是"自发性绘画"；第二类是"主题性绘画"（普通主题绘画：树木、房屋、人以及自画像；特殊主题绘画：童话故事、动物、异性、烦恼以及梦）；第三类绘画疗法介于这两类之间。

绘画疗法有许多不同于传统疗法的优势。绘画疗法是灵活的、多面性的，它适合不同年龄、不同疾病的患者，可以在不同地点实施；其次，绘画疗法可以在一幅作品或系列作品上表现发生在不同地点、不同时间的事件，可以把不可调和的情感合成在一起；第三，绘画疗法可以使心理治疗常态化，即可以在人们的所有日常生活情境中开展。

许多研究表明绘画这一心灵介质具有神奇功用，"绘画不仅可以增进沟通和表达，提供乐趣、掌控感以及成就感，作画的过程也有助于心理疾病的改善。"对于移植患者而言，移植期间不同的处境下所描绘的画面反映了患者当时的心理状态，医务人员可以从专业角度给患者提供对应的帮助来应对当时的心理问题。以下列举常用的绘画疗法：房树人绘画和曼陀罗绘画。

① 房树人绘画疗法

房树人绘画测验（house-tree-person drawing test, HTPD）是一种心理投射绘画测验，投射被认为是无意识主动表现自身活动，所以更能真实反映患者的心理情况，通过患者画出的房子、树和人，可以评估其心理特点及可能存在的心理障碍，为解决心理问题提供可靠的信息来源。

房树人指导语：准备一张 A4 纸及彩笔。请您在相对舒适安静的环境，根据自己的思想随意画一幅图画，要求图画中有房屋、树、人物，其他元素任意添加，人物请避免画卡通人物或火柴人。对于绘画技术不做任何要求，您可以随心所欲作画，但不要临摹，画完后请给此画命名并记录时间，并说说为什么画这样一幅画。

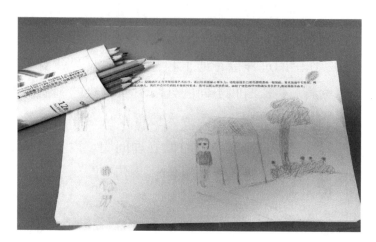

树、房、人绘画

② 曼陀罗绘画疗法

曼陀罗（mandala）绘画疗法由心理分析学派创始人卡尔荣格研发，他发现个体绘画曼陀罗，具有暗示潜能和独特性的力量，能减少心理紊乱，维持内心秩序，具有投射内心世界、以画疗心的功能。国外研究显示，彩绘曼陀罗有助于个体进入冥想状态，使其从消极情绪中解脱出来，从而改善负性情绪。

曼陀罗绘画心理疗法，具体做法包括：

（1）准备（1~2）张曼陀罗图纸和彩色笔；

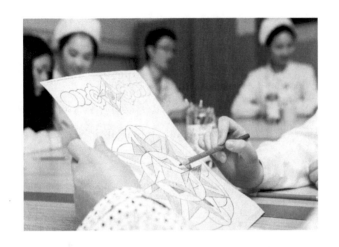

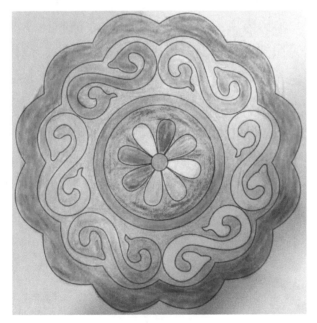

曼陀罗

（2）播放舒缓的轻音乐，以此缓解患者压力，以轻松的心态去接受，去绘画；

（3）请您看自己手中的曼陀罗图纸；

（4）音乐播放后，指导者以舒缓的语气诵读"现在请闭上眼睛，调整自己的坐姿，让自己的姿势舒适，放松。跟着我一起吸气——呼气——吸——呼——吸——呼——吸——呼（逐渐放慢速度）。请保持这种呼吸。现在我们想象自己坐在一片柔软的沙滩上，海浪轻拍着浪花，海风轻抚你的脸盘，抬起头，温柔的阳光洒在沙滩上，云朵从头顶上缓缓飘过，您的那幅画从沙滩上升起，阳光照耀着它。现在去感受它，记住它，记住这种感受。好了，可以慢慢睁开眼睛。用您手中的彩笔去描述你记忆里的画作"；

（5）您有足够的时间进行创作，不限定您作画的时间，画作的风格、方式、时间等完全由您决定，您可以充分表达自己心里的感受。绘画完成后，由患者讲述自己画作的内心原由，指导者根据患者画作提供积极的心理暗示并引导患者往好的方向想。

四、常见心理问题答疑小剧场

1 为什么是我生病？我怎么这么倒霉？

愤怒是重大应激事件后出现的一种正常情绪反应，没有人愿意生病，也没有人一辈子不生病。这种愤怒会持续一段时间，要去接纳它，但不要被愤怒情绪所裹挟。可以允许自己哭泣，也可以通过视频、电话或面对面的向亲人、朋友表达这种情绪；或者通过撕纸、拍打枕头来发泄愤怒。同时，更重要的是，要将注意力转移到治疗上，良好的心态有助于提高我们的免疫力，帮助我们战胜疾病。

2 患者在层流病房中，感觉被隔离了，快崩溃了，什么也做不了，该怎么办？

隔离在层流病房中，部分人可能会出现精神崩溃和失控的状态，特别是细胞降至"0"期时，面对身体的不适，更容易出现上述情况。这时，可以在身体稍微舒适时做一些有助于稳定自己情绪和身体康复的事情，比如给亲朋好友打电话，做适度的运动，不舒服或细胞"0"期时可做冥想放松，看看搞笑视频，听听新闻，轻拍身体，等等。通过视觉、嗅觉、听觉、味觉、触觉去感受身体的一切，恢复一些掌控感。

③ 患者整天都在担心、恐惧，害怕好不起来，怎么办？

在确诊血液肿瘤或其他免疫性疾病后，患者会感到压力很大，出现焦虑、紧张和恐惧等负面情绪，这是一种正常的反应。随着治疗后病情的好转，包括周围的病友陆续好转出院，这些负性情绪也会随之减轻。也可以通过以下方法主动去调适：一是安排好每天的生活，保持规律的作息，在非治疗时间可以看书、听音乐、学习、进行室内运动等；二是专注的做一些事情，比如专注呼吸，专注地看、闻、听、摸、吃某一种东西，在室内专注地行走，关注行走时腿和脚的感受；三是通过呼吸、肌肉放松等方式来帮助自己放松，缓慢地吸气，缓慢而彻底地呼气让身体的肌肉紧绷后松弛，比如握紧拳头，保持 5 秒，放松，依次对身体的不同部位进行紧绷与放松的练习。如果焦虑、紧张、恐惧等负面情绪仍然持续存在，或进一步加重，就需及时向医生、护士寻求专业的帮助。

4 感到沮丧、无助，高兴不起来，对什么都不感兴趣，怎么办？

这是遭遇应激事件后出现的一种情绪反应。这种情绪反应比较轻的时候，可以采取以下办法来缓解：一是运动，血常规不正常时避免剧烈运动；二是写情绪日记；三是倾诉和表达；四是寻找希望和支持。如果这种情绪仍然持续存在，或进一步加重，就需及时向医生、护士寻求专业的帮助。

5 有时候，患者感到很绝望，生活没有意思，甚至想一死了之，怎么办？

如果有上述情况，而且还出现情绪低落和兴趣减退，那么您可能进入了抑郁状态。这不是因为患者软弱，也不是患者不够坚强，这与很多因素有关，比如这次疾病的发生，本身的性格、遗传、大脑神经递质的改变等，这不是患者用意志力就能克服的，患者一定要告诉医生、护士，寻求专业的帮助。

6 在层流病房进行移植阶段，患者非常担心家人的健康，他们也非常担心患者，怎么办？

保持和家人的联络，尽量通过视频、语音联系，或者在探视时间进行层流病房外探视，避免单向的文字交流。要多了解家人的近况，告知家人自己的现状，告知自己的感受。有时家人不是不关心你，而是不知道该如何去做。多和家人谈谈生活中的趣事，彼此互相支持和鼓励。如果进行的是亲缘造血干细胞移植，对亲人的身体是不会有影响的，请不用担心，具体请看本书移植知识章节。

7 做完移植后，会对患者生活质量有影响吗？

造血干细胞移植后早期，由于超大剂量的预处理放疗、化疗以及各种移植后并发症的影响，患者的生活质量甚至可能差于移植前。但随着时间的推移，造血功能及免疫功能逐渐得到重建，生活质量也会逐渐好转，最终会恢复正常生活。但是也有一些患者移植后发生广泛性的慢性移植物抗宿主病，进而影响生活质量。

8 作为患者的亲属，担心被别人嫌弃，不好意思和别人联系，怎么办？

首先，这不是您的错，任何人都不想家人生病，这也不是您能控制的。其次，血液疾病不是传染性疾病。虽然在层流病房中，家里人暂时被保护性隔离起来，但是隔离疾病不隔离爱，大家完全能理解您。您也可以尝试多和朋友联系与倾诉，会发现他们仍然是关心您的。

9 作为造血干细胞移植捐献者需要做哪些心理准备？

捐献造血干细胞是不会影响健康的，人体内的造血干细胞具有很强的再生能力。正常情况下，人体各种细胞每天都在不断新陈代谢，进行着生成、衰老、死亡的循环往复；失血或捐献造血干细胞后，可刺激骨髓加速造血，1~2 周内血液中的各种血细胞可恢复到原来水平。所以捐献者只需要规律作息，保持正常心态来对待这件事。

⑩ 作为父母如何将自己生病的消息告知子女（亲人）？

当得知生病的消息时一定要告诉您的子女（亲人），只是告之时的合适时机很重要。向孩子（亲人）隐瞒真相是不明智的，他们一旦发现事情不对劲时可能会自责。所以尽量实事求是，让子女（亲人）充满希望。除了告知信息，也要了解子女（亲人）的反应和内心感受，并为他们分担。有时他们会害怕家中别人也会患上癌症，告诉他们癌症是不传染的。注意尽可能说实话，最重要的是对待他们的态度。

04

榜样的力量

引 言

　　"关乎人文，以化成天下。"在中国传统文化中就有"医乃仁术""是以古之用医，必选名姓之后，其德能仁恕博爱"。医学作为直接面对人的科学，既以人为研究客体，又直接服务于人。人文关怀和人文精神从医学诞生之日起就伴其左右。在中南大学湘雅二医院层流病房里，整齐排列着 12 个能够最大限度降低感染率的层流仓，里面住着的是诸如白血病、淋巴瘤、多发性骨髓瘤、再生障碍性贫血的血液病患者。由于病程长和环境的特殊性等原因，他们遭受着疾病与心理的折磨。岁月滔滔而过，杏林细细花开。病房外四季更迭，心脏的跳动在监护仪上演奏，生命的希望在输液瓶上倒映，出院的喜悦在耳边歌唱……

　　在这里，你能见证医护人员坚持不懈的团队合作，循环往复的实践，精益求精的态度。那一张张温和可亲的面容，一声声满怀关切的慰问，都是在被疾病的凄风苦雨和伤痛的阴云笼罩时那一缕劈开黑云透射直下充满着希望与温暖的金光。正如史铁生在《病隙碎笔》中所说："我经由光阴，经由山水，经由乡村和城市，同样我也经由别人，经由一切他者以及由之引生的思绪和梦想而走成了我。那路途中的一切，有些与我擦肩而过从此天各一方，有些便永久驻进我的心魄，雕琢我，塑造我，锤炼我，融入我而成为我。"

移路同行

作者 刘欣蕾 吴泽芳

塞内加说："教诲是条漫长的道路，榜样是条捷径。"

层流病区，四季更迭，来来回回了许多病友。从没有到过层流病房的患者可能想象不到环境的布置，这里被称为中南大学湘雅二医院洁净度最高的病房。

榜样的力量是很大的，它能抵挡恐慌，助人坚强。造血干细胞移植的过程很辛苦也很难熬，这是一场难以言喻的折磨，一部分进院之初非常自信的患者都不得不屈服于高强的化疗药凶猛的进攻之下。但这场战争，并没有到坚持不下来的地步，大多数患者都能凤凰涅槃，浴火重生。全新的造血系统塑造成功的时候，患者们都会感叹之前的努力是值得的。

见过很多积极乐观的患者，唐阿姨就是其中一位。

唐阿姨个子不高，每次见她都会笑着和我们打招呼，圆而白净的脸上有两朵天然的红晕，眼睛弯弯眯起，快乐一下子就从嘴角和睫毛里倾漏出来。唐阿姨是淋巴瘤复发后来做自体造血干细胞移植的患者，她之前成功战胜了淋巴瘤康复十几年。也许与淋巴瘤有过交手，再来这一场"战斗"，她比同批的患者更有勇气。她已经50岁了，岁月和疾病在她的脸上好像并没有成功刻下什么印记。

唐阿姨一家都是知识分子，对疾病知识的接受程度很高，他们很积极配合医护人员的工作，唐阿姨的爸爸是注重细节的人，还特意问我们要了移植患者适合吃的食谱。

移植之初，唐阿姨早早把头发剃好，表现得很愉快，闲暇的时候和姐妹们视频聊天。虽然她偶尔会抱怨一下日子难熬，但是唐阿姨的睡眠和进食量还算稳定。

随着移植治疗的推进，唐阿姨反应越来越严重。她开始呕吐，胃内容物伴着胃酸水一天数次折磨她。家里做好的东西，唐阿姨一口都吃不进，我们不停鼓励她吃。雪上加霜的是，免疫力极低甚至趋近于零的她开始发热。从窗口望去，她再也不是那个抱着手机和姐妹们眉飞色舞聊天的那个快乐阿姨，每一次起床都很费力，连拿体温计都让她烦躁不安，可仓内还有许多事需要唐阿姨完成。晨起测体重，量腹围，眼耳口鼻的滴药，大小便的计量，进餐后收拾桌面，三餐后的漱口，自身的洗漱，预防肛周感染的坐浴，一把把药物的分批服用。除此之外，还要应对疾病变化和药物带来的呕吐、腹泻、疼痛等。这些防患未然的琐碎事情如果不做好，会带来更大的痛苦。唐阿姨很坚强，我们交代要注意的事情，她基本都完成了，"猛烈"的化疗药和疾病没有摧残她的意志。

造血干细胞回输之后，由外周进入骨髓，它们开始"生根""发芽"，不断分化为各种造血细胞，从而重建造血系统和免疫系统。而在这之前，唐阿姨的免疫力还没有恢复，正是危险的时刻。不久，唐阿姨口腔溃疡了，痛得她一整天都眉头紧锁。金因肽和各种漱口液对她来说都作用不佳。所幸的是，唐阿姨的血象在一点点好转。

解除隔离之后，唐阿姨的口腔溃疡逐渐好转，虽然身体各处都还有些不适，唐阿姨的笑容又一点点回到了她的脸上。我想，唐阿姨肯定很感激这份坚持和勇敢。

面对血液肿瘤和造血干细胞移植，我们要有清楚的认知，它不是那么轻轻松松就可以度过，它需要勇气，需要耐心，需要毅力，需要谨慎，也需要那份对生活的渴望与热爱。生活那么美，有辽阔的世界可以探索，有温暖的家庭可以依靠，再险的江也要渡过，再大的浪也要迎上。一个人走得更快，但一群人走得更远。让我们携手同行，从他们的故事中，感受昂扬斗志，收获前行的力量。

素年锦时　边走边唱

作者　胡锦

"如果这生命如同一段旅程，总要走过后才完整……"听着陈楚生的《经过》，我不禁回忆起了我这两年的经过……

2016 年父亲被确诊为肠癌，在我为高考而奋斗时，他也在为了这个家与病魔抗争着。当我立志要假装坚强，想用小小的肩膀扛起这重担，用我的阳光、我的笑容去支撑父母，拉着父亲去看《滚蛋吧，肿瘤君》来鼓励父亲时，我也倒下了！

2016 年 9 月 12 日，我踏进了大学，憧憬了十八年，大学生活就这样拉开了帷幕。大学生活，我过得很轻松，或许应该说过得很颓废更准确，大一的课程不多，上课听不懂后来就没听了，没课的时候就是玩手机或在宿舍躺着。或许上帝看不惯我这种慵懒的作风，决定给我一个惩罚吧，但好像下手重了点！

12 月份，因为身上多处淤青和红点我不得不来到医院检查。医生建议我查一下血常规和凝血功能，当时我的内心仿佛有一万只烈马奔腾而过，因为我知道自己血管细很难抽到血，免不了要遭罪。果然如此，换了四个护士姐姐挨了四针才抽了两管血，护士姐姐还开玩笑说还好我不用输液。抽完血我的胳膊上就又多了几块淤青，然而我还是心大的出去浪到了下午才来医院拿结果。我永远都不会忘记我去拿结果单时医生仿佛我得了绝症般一副痛心疾首的模样。

我先是拿血常规结果，医生姐姐看了我的结果单凝重地说再给我验一次指尖血，看来结果还是不理想，她叮嘱我一定要拿给医生仔细看，再去拿凝血功能的结果。我在一堆检查单里面并没有找到我的名字，医生问我叫什么，我说了名字后，他一副不敢相信的表情问到"你就是××？"我说是，然后他也叮嘱我一定要把单子拿给医生看。

此时，我内心已经有点熬不住了，还是来到了医生办公室给医生看了结果，医生亦是满脸凝重地劝慰我，让我住院，怕是不好的病。我头也不回的出了医院，回到宿舍，看着我的结果单出了神，突然缓过神来把结果单发给了同样是医生的姐夫，姐夫让姐姐转告我不要乱动，躺在床上，给爸妈打电话让他们带我再去大医院检查。

爸爸挂了最早的急诊，给医生看了我的结果单，医生说"你们这确实是个急诊，但你们应该去肿瘤科。"爸爸又马不停蹄的把我带到肿瘤科，一个年轻的男医生看了结果后就说"这是一种血液病，是不可能治愈的。"当时自己一点也不害怕，好像生病的不是我。

随后医生安排了住院，让我躺在病床上哪儿都不能去，我只是坐在病床上玩手机，百度我的病，度娘告诉我，我得的就是白血病，那瞬间我想起了以前听到这个病名时都会不寒而栗，现在发生在自己身上了却没有任何感觉，我唯一害怕的就是要住很久的院，每天要挨针。七大姑八大姨都赶来医院了，整个病房却是死气沉沉，谁都不敢开口说话。

爸妈不接受这样的结果，坚持转院到了中南大学湘雅二医院，医生安排了一系列检查。抽骨髓，只觉得针头每刺进骨头一分，我的疼痛就多一分，我听见了骨头咯咯作响的声音，当时委屈、懊恼的情绪一下子涌上心头，开始大哭不止。不知道过了多久，医生说做完了，别哭了，躺会儿再出去，还交代我三天不能沾水，按压伤口半小时。这时姐姐说邓医生说还要做一个活检，顿时我像炸了毛一样，死活不肯，第二天还是乖乖去做了活检。检查都做了，病情也确诊了，是重型再生障碍性贫血，当时只觉得特高兴，我想你应该不会懂，得了再生障碍性贫血有什么高兴的。因为不是白血病！

从我呱呱坠地的那一刻起，好像就注定了我这不

"平坦"的一生，不，或许我更愿意说这是不平淡的。天生的生理缺陷使我自小就比一般同龄人经历得多一些，每当看见电视报道说有些父母把孩子生下来后，发现孩子有这样或那样的问题，于是就狠心抛弃了。而我不但没被抛弃，还一直被亲人呵护着成长，正是因为他们的爱伴我成长，我可以过滤掉一切不友善的目光，得以长成一个自信而又善良的姑娘，这是我毕生的骄傲！

但上天总是喜欢跟我开玩笑，一次又一次。

接受了"再障"的事实，我安心在病房接受治疗。这里的护士像是有什么魔力似的，勾起了我儿时的梦。小时候，我经常跟爸妈说，我立志成为一名医务人员，救死扶伤。但渐渐的性格初现，怎奈粗心大意，耐心极差，最终便放弃了这个梦想，之后便再也没有一个确定的目标。生病的自己每天与医护人员朝夕共处，好似梦想就在触手可及的地方。我开始有点贪恋与着迷。

温柔、优雅、可亲、可敬的护士长，在得知我害怕留置 PICC 时，主动提出亲自陪我去。一大早，护士长很快就来病房接我了。我妈怕看见我置管疼得哇哇大哭，她干脆临阵脱逃不陪我去了。从层流病房到置管室的路上，护士长帮我遮风挡雨，和我谈笑，教我道理，让我觉得很暖心，置管过程中她也一直安慰我，在我毫无感觉的情况下一根 PICC 管已经植入了我的身体。护士长问我疼吗，我笑着说不疼，看着眼前这个满是亲和力的大姐姐，我觉得特别亲切。我也想成为一名像护士长这样的白衣天使！

眼看着，元旦来了，同学们都陆陆续续放假回家了，我也想回去，非常非常想，可是这时候我偏偏碰上了治疗过程中的一个关卡，我发烧感染了，嘴里全是溃疡，邓医生来看过说我这属于重度感染。感染期间有一个叫"泰能"的药让我倍感无奈，它真是"太能"了，只要我一打这个药我肯定就要吐，有时候打完这个药护士姐姐来换药还要和我拉扯几句，我只能忍着胃里翻江倒海的滋味，等护士姐姐走了立马奔向洗手间。有一次来不及直接吐在了床上，护士姐姐来收拾的时候我像个做错事的孩子一样低着头站在床边，特别不好意思。同时也因为这个泰能，我认识了我的师父——层流吴。

住院大半个月我都没有注意到他，他是科里唯一的男护，那段期间他是一个专上夜班的"夜行侠"。晚上等他来查房，我都已经睡了，难怪我会对他没印象。由于感染我每天晚上还得打一组泰能，那天晚上我和妈妈吵了架，我想回家。他来给我上药时可能看出我的不高兴了吧，于是问我要不要加入层流病友群。当时他手机没带在身上，后来才把我拉进群，然后他给我发信息说有什么不懂的不开心的都可以跟他说说，话匣子就这样打开了。他还推荐了我看他写的文章，一下子就对这个大男生非常崇拜，所以我就开始叫他"师父"，他也乐意接受了这个称呼。出院后他也一直鼓励我，激发我写文章的灵感。然后就觉得，原来护士不只是会打针，对患者进行生理治疗，还会写文章，以此来做患者的心理治疗。恩，做白衣天使的梦想愈来愈强烈了。

转眼，2017 年如期而至，似乎是去年投的那个大石子激起的涟漪并没有完全平静下来。爸爸在这一年，永远离开了我们。临终前我们所有人都在呼喊着他，但他还是那样睡着了。我帮他闭眼时，感觉到他全身冰冷，冻得我的心都麻木了。我告诉自己爸爸是去了更好的地方，那里没有病痛折磨他，他能够好好睡一觉了。

时间真是个怪东西，带走了最亲的人还理所当然的让我渐渐淡忘，要真忘了也还好，最揪心的是它总是通过某事某物时不时的戳中你内心最柔软的地方，怎一句无奈了得？不过我会始终铭记爸爸的话，要坚强的好好活着，不会让他担心。命运带走了我的骄傲，我也依旧会努力走向远方！

又是一个 12 月份，早晨醒来习惯性的查看手机，看见群里有人求助，也是一名再障患者。我以过来人的身份回答了他的疑问。后来又和这个叔叔聊了几次，我发现他心态不是很好，我很理解他的害怕。12 月 7 号，我再次来到层流病房复查，给护士长发信息说我来医院了，不一会护士长就出来见我了，她还是笑得那样亲切。她说看过我与08床叔叔的聊天，现在叔叔比较消极想让我去和他聊聊，想起了师父早上也跟我说叔叔想和我聊的，我开心的答应了。

因为层流病是无菌病房，我不能进去里面看叔叔，护士长就把叔叔的老伴叫出来和我聊，阿姨看见我激动的说我都不像有病的，护士长笑着解释说我刚来时也害怕，哭肿了眼睛，她们还笑我在医院免费做了双眼皮。

这时邓医生也笑着说："其实叔叔的情况和我很相似，都是12月份发病，从抢救室转过来的。"接着护士长便带我来到了叔叔的对话窗前，阿姨进去病房告诉叔叔说我来了，站在对话窗前，我看见叔叔麻利的从床上接过电话。叔叔说他现在很乏力，很害怕，我说一年前的我也是那样的，叫他不要怕，看见我这么活蹦乱跳的在他面前，就要相信自己很快就能好的。他说我年轻，恢复力强，他老了，比不上我。我便笑着说他不像60岁，只有40岁而已。他笑了，眼睛都带着光。一老一少我们素不相识，因为层流房我们隔窗对话，此时的我们仿佛就是彼此最亲，最信任的人！

走出医院，我的心情和这天气一样好，站在拥挤的公交车上，护士长发来信息感谢我给她们做义务宣传员，我说自己一直想像她们一样做一名白衣天使，我这算是实现梦想的另一种方式。

护士长回复到："内心善良，乐于助人，积极阳光，你就是天使的化身。"此时，我有一种梦想开花了的成就感，特别自豪。

自那一天后，叔叔每天都会把他的各项细胞指数发给我看，不得不说叔叔真的恢复得很快，白细胞，红细胞都快接近正常值，只有血小板稍低一点。我说我当初出院时的细胞指数都没叔叔现在的高，叔叔说自从那天在层流病房隔着和我一叙，看见我就犹如看见高原下挺拔的雪松苗，满是希望，自己也不得不振作起来。

从对话中听得出叔叔心态好多了，他说他的白蛋白已经正常了，不需要打白蛋白了，就连邓医生都说这堪称奇迹。此时我特别感动，为叔叔的奇迹而感动，为层流病房的医护人员尽职尽责而感动，为自己而感动，原来"救人"的感受是这样的。突然明白了为什么在现今如此大的医(护)患矛盾压力下，还是有那么多医护人员坚守岗位，那是因为他们比任何人都敬重生命，穿上了白大褂，他们带领所有患者与死神斗争，势必踏破那地狱之门！

痛失至亲，实现梦想，喜忧参半，就像好好睡了一夜直到天亮，又能边走边哼着歌走向远方！

病·情·爱，是陪我们行走一生的行李

作者　吴泽芳

（一）水杯里的涟漪

正躺在沙发上看一个国外护士博客，收到一个公众号小编的约稿，说七夕快来了，他们准备策划一期节目，想让我写点东西。听到这个时，心里立马激动起来，如果要说我嘚瑟、傲娇的话，我也认了。我以迅雷不及掩耳之势起身，脚不小心踢到桌子，桌上的水杯发出"哐当"的响声，我看到水杯里的水左右摇晃，仿佛地震时客厅里饮水机的水随着震波不停晃动的样子，而这和刚才看的文章标题——"a storm in a Tea Cup"不谋而合。我来到电脑旁开始构思、搜集资料，执行给我安排的任务，翻阅手机里的相册时看到我之前拍的照片，就像是走进一个时光隧道，看一场时光展，照片里的每个人都在诉说着爱和时间的故事，激起我心中的涟漪，它所发出的光闪烁其间，使得涟漪波光粼粼。

（二）我变了，我没变

这是我喜欢的一首杨宗纬的歌，"一天宛如一年，一年宛如一天，任时光流转，我还是我……我做了那么多改变，只是为了我心中不变"。无论是情感表达上还是歌词诉说上，这首歌应该有一股温暖人心的力量引起共鸣。有句话说："情话好听，情歌动听，皆因听懂的人付出了真心。"不管你在哪里，你都可能看到过这样一个时刻，一个情节，也许很离奇，也许很平淡，但突然让你心动、心酸、温暖。在医院工作的这些年，有幸见到了一幕幕感人肺腑、欢欣鼓舞的真实故事。

第一次见到她，年龄与我相仿，她剃了个光头，精神抖擞，一点看不出是一个患有淋巴瘤的病人，更想不到的是我后来得知她刚生完小孩不久。我说她像极了《滚蛋吧！肿瘤君》里的熊顿，她反驳说："才不是呢，熊顿已经离开人世了，我没有"。当时心里想，这人还挺乐观开朗。她还告诉我她和老公看《滚蛋吧！肿瘤君》后，两个人默默地哭了一晚上，但面对面的瞬间都是微笑。慢慢地，我和她熟络起来。听说我爱好摄影，她说她在公司上班的时候也会经常爱好各种拍摄，也会写一些东西，当我们谈起她老公时，她开始滔滔不绝。她老公是一个随和、幽默、率真的人，照顾她那真可谓无所不至。有一次听说她在化疗时不舒服，他立马开车飞奔到医院，在医院排队停车时，着急得差点跟插队的司机干起架来，那时候他说车都不想要了，就想着快点赶到她的身边。有时她老公临时接受任务需要加班，但是因为化疗后免疫力低下怕她晕倒，他会等到她洗漱完、安排得妥妥贴贴后才离开。如果她不小心打破东西，她老公第一反应是有没有受伤，在我看来，这就是深爱吧，就像房间突然黑了，他不是去找灯而是去找她。在生病的那段日子，她回忆起好多感动得掉泪的场景，这也是她能够坚强面对病魔、乐观生活的动力。"生孩子的时候，我问他要孩子还是要大人，他说他可以不要孩子，只要我健康。刚得病时，不知道用多少钱，他准备把房子卖了，我不肯，他说房子可以再买，老婆只有一个。我说不打最后一次化疗了，受不了了，他说要是以后我复发了，他不会原谅自己，也不会独活。我说要是没和我结婚，他估计会很幸福，他说没我怎么幸福……"说着说着，她潸然泪下。故事可能不怎么轰轰烈烈，讲故事的人却泪流满面，而当时听故事的我，双眼仿佛要蒸腾出温热的霞光，我的内心就像有一涓温暖的细流穿过，它纤细而流动的旋律惊扰着我思绪的树叶，扇动着翅膀久久地曳动。

有一天下午，当病人的治疗基本结束的时候，我打算去找他老公聊聊，来到病房门口，看到他们在病房里正相互挑逗着，好不欢乐。她老公无意之间看到我，我推开门进到病房里，为了避免尴尬，我慌忙地问他们在

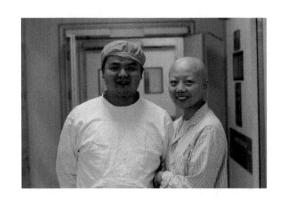

玩什么如此高兴。"我要壁咚他"，她笑着告诉我，惹得我开怀大笑。我叫上她老公在一旁唠嗑了起来。"他们说你们让我们看到了电视里的爱情佳话，在这段求医路上，你有什么感触吗？你对老婆这么好，你老婆对你怎么样？"我一本正经地问道："我们的爱情很简单，没什么好说的。"可能我问得太突然，他开始也不知怎么回答我。"真就这么简单？别让八卦的我们失望嘛，好不容易找到你聊天，这么快就把天聊死不好吧？"我调侃着。"呃，我老婆对我好的事，一时还真不知道如何去说，我就感觉我老婆一天尽瞎操心，乱折腾。"我诧异地望着他。"自己作为一个病人，还天天想着我的工作，生怕耽误我上班似的。我平时到工地进行项目检查和外地出差机会比较多，因为我们在同一个单位上班，一般要开什么会，要去搞什么重大活动都骗不了她，有时她看到公司的会议通知以后都会提醒我，其实我早就请好了假。

我老婆很好强，不大喜欢麻烦别人，她在你们病房住院的时候，我每天上班都是迟到的，一般要等到邓医生查完房确认没什么异常的时候才放心去上班。她每天白天赶我去上班，晚上赶我回家嘴里喃喃着中午点外卖，其实我知道她是怕我辛苦。每次我上班的时候给她打电话，她总是说还好，其实我知道她肯定很难受，我一个人在家的时候都很难入睡的。"他变得不那么拘谨，我继续追问道："这一路走来，你觉得你有哪些改变吗？""我老婆生病以来，都习惯了每天中午跑医院送饭，差不多都戒掉了睡午觉的习惯。今年1月4日，我在湘潭一个项目上搞检查，那天给她打了个电话，因为那时候我老婆快到预产期，而且一直不舒服，呼吸困难，发现她声音不对，我就立马赶回来。先去了市妇幼保健院，由于没有内科急诊，当天晚上来到你们医院急诊科，看了产科和内科，做了各种检查，我老婆哭了，因为做了CT检查怕对宝宝有影响。当时CT结果显示我老婆体内有一个很大的肿块，性质待查。后来住进了产科，搞了一个全院大会诊，那场面都吓到我了。上手术台前，医生找我谈话说我老婆可能下不了手术台，那一刻我终生难忘。1月6日，我老婆做了剖宫产手术，医生说宝宝健康，我看了一眼，可是没看见老婆出来，我当时更多在乎的是我老婆。后来在肿块那里取了样本做活检，结果说是淋巴瘤，就来到了血液科。就那几天，我瘦了近 10 斤。现在想想，越来越坦然了吧。"他激动地回答着，仿佛又经历了一遍。"你为什么坚持得这么好，不累吗？""我有什么累的啊，我老婆可比我辛苦多了。我最大的感悟就是做任何事情都必须靠自己！"他回答的得很有力。

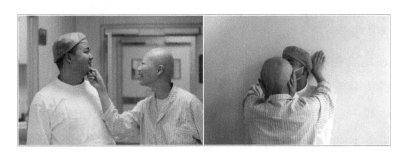

现在，她已顺利地完成了几个化疗疗程，接下来要进行自体造血干细胞移植，衷心希望她能创造奇迹，健康平安。

让我记忆犹新的另一对 CP，女主角是一位患有侵袭性 NK 细胞白血病合并噬血综合征的病人，辗转其他医院未查出病因，邓明扬医师 3 天内就明确了诊断，经过近 20 天的治疗，完成了第一个疗程出院。因为刚来的时候情况危急，我特别关注了她，经过几天的时间，我发现她老公是一个比较内向的人，不爱说话。有一次去给她进行 PICC 换药，我在她桌上发现多了一本《读者》，因为平时看她老公闲着的时候是在玩游戏，而她很不舒服，全身乏力也不会看书，我好奇并委婉地问道："你们也喜欢看《读者》啊？""不是，是我老公见我虚弱得连眼睛都睁不开，他就买了本一个字一个字地读给我听，可能觉得我太无聊了吧。"她轻声地说，听完后我忽然觉得他很用心。在住院期间，她被病折磨得从 94 斤瘦到只有 66 斤，她老公看在眼里，疼在心里，有一次我看到他在我们病房门口仔细看着我们张贴的饮食指导宣传海报，好几次在我们去病房做治疗时就会问各种关于饮食问题，甲鱼能吃吗？牛肉能吃吗？火龙果能吃吗？香蕉能吃吗？等等。然后就会看到他提着自己在外面做的饭菜，很细心地喂给她吃。苹果是要削皮的，然后一小块一小块不紧不慢地喂她吃，汤要自己试了温度后才送到她嘴里，晚上的时候要给她加餐，哄她吃。

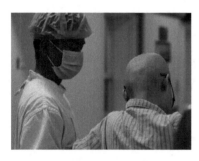 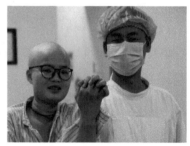

后来她能下床活动了，吃完晚饭，他就搀扶着她在我们病房散步。看到这些点点滴滴，我觉得有一句话完

美诠释了他：我不会什么情话，我只会一笔一划。后来我看到她写了这么一段话：珍惜枕边人吧，说不好什么时候就是一场永久的告别，从相识到相知，这几年，生命的最后才知道，只有枕边人，才是自己一生的守候。生离与死别，都是大事，不由我们支配的。比起外界的力量，我们人是多么渺小，可是，为什么还要忍不住奢望，奢望可以执子之手，与子偕老。

看完，我鼻子马上感觉酸酸的。你不聪明，可我依然崇拜你；你不有趣，可跟你在一起就会笑；你不特别，但你是我生命中最特别的一个，所有的想象都变成了你，所有美好的瞬间都是你。生活改变很多人，却改变不了心中的爱。

（三）你是年少的欢喜，这句话倒过来也是你

在医院见得最多的其实就是老人了，衰老是一系列连续不断的丧失，就好比一辆老化的汽车，发动机渐遭磨损，车轮锈迹斑斑，配件断壁残垣……往往到这个时候，我们在身体上或精神上没有能力独自应付生活的日常活动：如厕、进食、穿衣、洗浴、整容、下床、离开座椅、行走等，陪伴显得尤为珍贵。

有一次交接班的时候，来到一个新病人的床旁，陪人看到我向我打招呼："小吴，你来上班啦？"她慈眉善目，

说话总是面带微笑，甚至还夹带一点孩童般的天真。而她老伴却不善言辞，这一对 CP 两年半前曾经在我们科住过院，她老伴得的是一种叫凝血第Ⅷ因子缺乏症的病，属于罕见病。这次因为双腿又出现不明原因的瘀青从广西赶过来治疗。她竟然还记得我，这倒是让我挺意外。待我把工作处理妥后找到她聊了聊。当她问及我的感情问题时，我迂回地追问她和她老伴曾经的爱情"童话"。

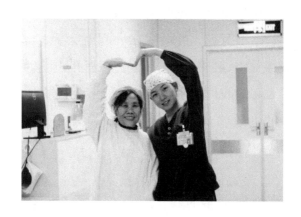

她是一个舞蹈和唱歌爱好者，中年的时候加入一个舞蹈队，常常到外面出演，现在热衷于广场舞，我们饶有兴致地请她表演一段舞蹈，她没有拒绝，不过因为穿了我们的隔离服，有诸多不便，她只跳了几个代表性的舞姿。而嗲嗲曾经是一个建筑工人，他们经过别人介绍相识。"那时候他好穷，我们有时候经常会没饭吃，只能吃红薯，而吃红薯又总是被噎到，出现胀气"，她苦笑着说。"那时候你觉得你们般配吗？怎么愿意和嗲嗲一起不顾生活艰苦死心塌地携手向前呢？""当时哪里会想那么多，喜欢就在一起了，没有谁与谁配或不配，没那么多天生一对。"她带着一种教导的语气回答我，仿佛要告诉我喜欢就表白、就在一起，不爱就拉黑的 00 后爱情观。我继续问道："有什么让你印象深刻的经历跟我们说吗？"她若有所思，然后说："记得有一次他在工地上做事，他挑着一担沙子经过一个坑坑洼洼的上坡路，我看着心疼就去帮忙，结果不小心把一担沙子全撒在了坑里，他不停地责备我，说我帮倒忙，我就委屈地哭了，他见我哭了就没说什么，但是比较倔强，也没说什么好听的话，我们就傻傻的杵在那。"她说这个时候情不自禁地笑起来，少言寡语的嗲嗲露出了孩童般的笑容，我也跟着乐了起来。见状，我提议给他们拍一张合影，他们欣然同意了。

有些事，喝醉了也忘不掉，有些人，别过脸去也还在眼里。那些曾经的尴尬、憋屈、生气、不解在多年后回忆起来却是甜蜜与快乐。上了爱情的车，就是彼此的老司机，他带她，去花开漫山遍野爱情的春天，她带他，翻阅白发生活的每一个山头。一纸愿望清单，一起实现那些细碎而温暖的美好，那些年轻时候的约定，一个个打上勾，吵闹之后，继续出发。

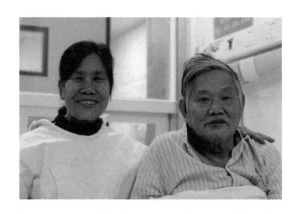

　　说到厮守，记忆中跳出的画面总会定格在有一天晚班我巡视病房时见到的一幕，白发苍苍的驼背老奶奶正开心地给一位非霍奇金淋巴瘤合并帕金森症、抑郁症和脑梗死后遗症的 76 岁的老爷爷喂饭。我透过自动门窗拍了下来，哪料被老奶奶发现了，他们并没有拘束，还特别开心，于是我又按下快门。时间是把榔头，敲掉你的牙，时间是包除草剂，撒在你头顶。当你年迈不支，当你"笑"掉大牙，衰老和死亡相比爱人的守护关爱不足齿数。有一句话说：我们的心，生在胃的正上方。另一半的意思是，那些从心里漏走的，也许能从胃里找回来，不然人们怎么常说要抓住 Ta 的心就先抓住 Ta 的胃呢？有意思的是，这位老爷爷后来因没有进行规范化治疗导致病情恶化，在距离第一个疗程出院半年左右再次住到我们病房，有一个晚上由于病情和一些误会，他和老奶奶发生口角，当我第二天晚上拿着那张照片给他们看时，他们都乐呵呵地笑起来。皆大欢喜的是，老爷爷来住院的时候是平车推着进来的，出院的那天，在老奶奶与他儿子的搀扶下走出了病房。

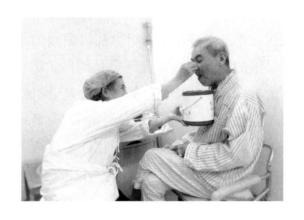

被影迷奉为爱情圭臬的《爱在黎明破晓前》《爱在日落黄昏时》及《爱在午夜降临前》，和《志明与春娇》系列一样，讲述的是一对恋人从邂逅、相恋、相处的故事，每一部讲述的是不同的时期所经历的不同矛盾，三部曲的制作跨度长达 18 年，每两部之间都相隔 9 年，就像是导演和两位主演与影迷在赴一个每 9 年的约会。电影用人与人的对话讲述故事，不断地讨论着文学、爱情、生活、两性等话题。随着他们终于走到一起，爱情的浪漫也开始被生活的日常琐碎和彼此相处的实用性取代，矛盾更加严重和尖锐。印象最深的是在第三部影片结尾，我看了好几遍，记下了他们的对话。

已经结婚拥有小孩的两个人前一秒还很和睦，后一秒因一点争执就要闹离婚，而后男主角扮演一个时光旅行者追到破门而出的她搭讪，说自己来自未来，遇到了82岁的她，受委托给她读一封82岁的她写的信，并相信这能拯救现在愤怒、难过、被胡言乱语蒙蔽的她。男主角念着自己编的信，告诉她自己会是她的护卫，虽然他有数不清的毛病，但终其一生都在努力亲近陪伴他最爱的人，"你已经进入人生中最美好的年华，从我这个年纪回望过去，这段中年岁月比以前的相处要艰难一些。"看着她渐渐冷静下来，男主角接着说："我来这里是想挽回好吗？我告诉你我无条件爱你，我告诉你你很美，我告诉你你的屁股80岁都风采依旧，我忍受你一大堆脾气，但如果你想要真爱，这就是。这就是生活，不完美但很真实"。两人相视一笑，镜头定格在午夜来临前。

从年少到暮年，爱，是陪我们行走一生的行李，有一生的相伴，也不乏相互为难。"我变了，我没变"，是你花在我身上的时间，让我变得更珍贵。你是年少的欢喜，走到了两个人白头的时候，也可以幸福地倒过来说"喜欢的少年是你"，虽然已是迟暮之年，但在彼此心中依旧是当初相爱的少年，这应该是每个人所追求向往的。

注： 以上图片均已获得授权公开发表。

"白血公主"手记：追寻自己心中的风筝

作者　兴兴

亲情与友情，背叛与救赎，真相与谎言，责任与愧疚，人性的弱点与光芒，在《追风筝的人》这部小说中刻画得淋漓尽致。这是阿富汗作家胡赛尼的处女作，文章并没有华丽的文笔，也没有无病呻吟。它却犹如一把尖利的刻刀将人性的真实刻画得近乎残酷，却又毫不哗众取宠。

《追风筝的人》这部小说中，富家少爷阿米尔与他的仆人哈桑情同手足。哈桑是哈扎拉人，受到当地阿富汗人的歧视与排挤，只有阿米尔的爸爸愿意收留他们。

哈桑的忠诚、勇敢，愿意为主人阿米尔做任何事情，时刻保护着阿米尔。阿米尔的爸爸高大威武，他希望阿米尔也能够像自己一样勇敢，但阿米尔的怯懦胆小却令他失望，阿米尔明显感觉到爸爸对自己的疏远，却更加喜欢敢于担当的哈桑。阿米尔为了想要得到爸爸的肯定，参加了阿富汗一年一度的风筝大赛，在哈桑的帮助下，他割断了其他的风筝，但想要赢得最终的胜利，还必须追到被他最后割断的风筝。忠心的哈桑替阿米尔去追，并且坚定地对阿米尔说："为你，千千万万遍"。然而哈桑追到风筝后却被其他凶恶的富家少爷围困角落里，因不肯交出风筝而被施以暴力。而此时此刻，哈桑最信任的朋友阿米尔却是躲在一旁，亲眼目睹这一切，却没有胆量挺身而出去救哈桑……

这让我想到我自己，"人生不会是一帆风顺的，只有经历过风风雨雨之后才会见彩虹"，这句话是我人生道路上的真实写照。

2017年10月28日让我永生难忘，总觉得上天跟我开了一个"天大"的玩笑，当时一张张检查单的结果压着我喘不过气，泪水就如同水龙头坏了一样，停不下来！

很显眼的"急性白血病"几个字出现在我的眼眸里，当时脑子一片空白，可是缓过神来，告诉自己这就是无法改变的事实！在此之前，我是一名工作在临床一线的护士，目睹过人生病时的脆弱，深知生命的可贵。当身边的亲人和湘雅二医院的健康卫士们给我鼓励和支持时，我慢慢收起自己心里任何一切的坏情绪，告诉自己不要绝望，要有强大的内心，用强烈的求生欲望去与它抗战，就同《追风筝的人》这本书中的主人公一样，有着属于自己心中的"风筝"，有自己心里所期待的美好明天，哪怕在和"小白"对抗的同时是多么的难熬，多么的痛苦，也依然顽强。

所以我坚持着熬过了很艰难的四次化疗，当我以为这场"战斗"结束了的时候，爸妈告诉我还要走向对抗"小白"的最后一条路——造血干细胞移植。

心情很沉重，因为移植依旧是一条更漫长的"长征路"，医生告诉我移植有几大难关，即感染、排异，每一关对生命都有着致命的威胁，而且也有可能复发，所以，移植是重生也可能是毁灭。

我怕，怕自己不能坚持下去，怕配型不成功，怕移植后的每一个难关。好在生活虽然丧到了极点，但上天没忘了带给我"小确幸"，我很幸运的找到了全相合的配型，这让我看到了一束生命之光，它是那样耀眼，给我即将枯萎的青春之花带来了阳光，犹如枯木逢春。看着来自另一个人身体里的鲜红血液输进我的身体，我不再胡思乱想，我开始迎着这缕暖阳奋力求生！

移植的饮食是重中之重，因为"移植"的过程中是必须严格要求无菌饮食。我很庆幸自己有一个很爱我的爸爸，他为了我的饮食操碎了心，可他从来不抱怨，总是一如既往地给我做各种健康新鲜的食物，给我打气加油，让我吃一点点再吃一点点，为此，他花了太多心思。

他会每天大清早去菜市场采购新鲜的食物，然后精心挑选，每天忙前忙后的做一餐饭大约都要花费二三个小时，制作食物先清洗干净之后，经过高温煮熟再接着必须用高压锅压三到五分钟，然后连锅带碗的提到医院给我吃，之所以我从来没有出现任何肠道反应，正是因为我吃的每一顿饭都是爸爸对我的爱和希望。

在移植后期，一个名叫"出血性膀胱炎"的恶魔还是向我伸出了魔爪，它紧紧地抓住了我的胃，让我吃不下也喝不下，还让我尿频尿急尿不尽。

白天我看着这近十平米的病房想象着我康复走出去的那一天，晚上我哭泣着坐在马桶上数着分钟熬过漫漫长夜，我也曾一度想要放弃，但每每看见视频里的爸爸妈妈，分外忙碌的医护工作者，还有输入身体的那一袋袋鲜红色血液，无形中都给了我一股强大的能量，让我坚持下去。

谢谢我的爸爸妈妈，一直把我当做掌心宝，20多年，你们的爱是我成长的摇篮，亦是我此时坚定活下去的信念！谢谢你，远方的亲人，从今以后你我留着相同的血液，我将带着你血液里的这一份勇敢和善良顽强地与病魔斗争到底！

现在的我已经移植后快5个月了，现在一切都在慢慢恢复中。过程确实很艰辛，但只要心中有属于自己追求的"风筝"，有坚定的信念，有期待美好明天的毅力，自己便就会有着强大的内心去面对种种难关，逃避可耻也没用！

我们应该要让自己成为不幸的"小幸运"，给自己慢慢地建立起强大的围墙，做一个爱笑的女孩，永远灿烂和甜美！

　　注：本文作者兴兴是某妇幼保健医院一名临床一线的护士，2017年10月不幸患上白血病，在中南大学湘雅二医院层流病房行造血干细胞移植治疗，期间，经历了无望、无助、痛楚、惶恐……在其亲友和医护人员的不断努力中，她重拾希望，筑起重生的生命线。

层流病房的三重门

作者　胡莉

(一)爱之门

2018年7月19日，我很不幸地抽到了一张"急性淋巴细胞白血病"的恶牌。

不敢相信，无法接受、极力否认。想想平日的自己是一个十足的"女汉纸"，工作起来像头牛，再说自己也没有任何症状和不适。年初单位的体检和四月份跟随"二胎"大军做的系统而全面的孕前准备检查，各项结果都是正常。6月份参加了省人民医院为期一个月的护理管理培训班，7月初结束培训，然后满怀希望的再次去做孕前检查时就发生戏剧性大转变！"怎么可能会是我!?"，可是作为一名有着14年护理工作经历的临床护理人员，我心里执着地相信着"可能误诊!"

当我惶恐不安的推开层流病房大门报到时，层流病房的护士长袁老师非常亲切友爱的带着我来到她办公室，与我坐在一起聊起天来。因为无法接受事实，我像受伤的刺猬一样，防御性的把所有的心灵门窗紧紧关闭！

我迷糊的倾听着，却被袁老师一句"你一定要内心强大！"点醒。一个多小时过去了，受袁护士长的亲和力感染，我小心翼翼地释怀开来！吐露了自己的心路历程，震惊、不敢相信、难过委屈等等全部都倾诉了出来……

特鲁多不是有句名言吗："有时，去治愈；常常，去帮助；总是，去安慰"。在层流病房四进四出的治疗过程中，在我情绪低落渴望外面的阳光时，这里的医生护士老师们每天早上查房，打开房门那一刹那，就如同这冬日的暖阳温煦地照亮温暖你心的房间！又哪里是外人说的层流病房看不到每天明媚的太阳呢？这里的老师们也经常安慰、鼓励我，耐心的做一个倾听者听我发泄、倾倒心灵垃圾！在大化疗期间，身体出现各种不适反应：全身无力、高热、呕吐一个人在仓内感觉到万念俱灰时！老师们会帮助我做物理降温、将漱口水、饮用水放置我随手可及的床旁椅上、将我呕吐物垃圾袋清理、握着我的手说"一定要坚强！过了这几天一切都会好起来的"！有太多太多的关怀，让我深深感受到层流病房护理团队温暖的爱！感受到这每一位老师都是非常"有温度的医者"！

（二）重生之门

记得小时候常玩"老鹰捉小鸡"的游戏，我那时认为老鹰是一个"坏家伙"。上学后才知道鹰的寿命可达 70

年，但在 40 岁时，它的喙和爪不再尖利，这意味着失去谋生能力，只有等死。然而让人震撼的是老鹰会选择一种让人们无法想象的方式继续前行。它会站在悬崖顶上，突然冲向另一座更陡峭的悬崖，用自己的嘴巴和爪猛烈地撞击悬崖，把喙和爪上的硬壳撞掉，鲜血淋漓地飞向窝里静静等待新的喙和爪长出来。

这不正像我么？在近 40 岁的鹰这个年龄，不知道是巧合还是天意的遇到了生命这一"劫"。动物尚且如此，何况人呢！老鹰获取新生的壮举影响着我，我也要像老鹰那样在绝地里奋斗！为了家人、为了所有我爱及爱我的人！是的！我战胜了可怕而痛苦的超大剂量的大化疗及化疗后出现的各种不适反应，渡过了只有"灵魂存在"的"细胞 0 期"，熬过了复杂多变的内心心理，目前正在积极地对抗防御排斥反应。我相信我也会像老鹰一般、浴血重生！

（三）幸福希望之门

不曾想到在我家庭事业双双达到一个非常理想幸福点时遇到"血癌"这可怕的恶魔，这场无烟之战，悄然而起。恶魔是可怕，但它是孤独的。

这半年来的治疗路程确实很艰辛，很痛苦。幸运的是我不是孤身一人奋战，被确诊后单位领导、同事、同学、朋友、家人，还有好多好多陌生的好心人看望我，鼓励我，给予我帮助！

因为父亲过世早，照顾我生活的重任全落在母亲一人身上，可怜天下父母心啊！真的"世上只有妈妈好"！我亲爱的康复治疗师老公在家是白天上班，晚上又当爹又当妈的照顾辅导幼小的儿子。当儿子熟睡后又通过视频指导我做康复训练。幼小的儿子每天也会像闹钟一样打电话跟我说"妈妈，你不要东想西想的，一定要安心养病哦！一想我了我们就视频"！众志一心，战胜恶魔！

因为幸福所以幸运！很快我从中华骨髓库处得到振奋人心的好消息——找到了与我全相合的骨髓！在经过入仓、大剂量化疗预处理、细胞0期后，2019年1月18日我迎来了我重生的这一天！看着那承载着爱和希望的造血干细胞种子，缓缓回输到我体内时，我轻轻的用手托起输血管路，如同托起我明日的太阳，让这颗"爱"的种子在我体内生根发芽！激动！感动！泪水直流……

现我正在"长细胞期"，希望康复以后我能继续回归到我热爱的护理队伍中去！希望好人一生平安！感恩所有的好心人！感恩所有的一切！

在新春佳节到来之际，祝愿大家新年快乐！祝福层流病房全体医生护士还有护理员，春节快乐！合家幸福！身体健康！

初见

作者　李迎香

　　世上最无情的，便是时间了。是它，将青丝变白发，也是它教会稚童变大人，它不打声招呼就经过了你，像一个只顾到达目的地的行者，从不驻足留恋身边好风景。

　　用王家卫的话说就是：今天是我真正成为一名护士的第一百零三天，在这三个多月的日子里，我还没有完全适应，我的工资卡里依然有父母每个月打来的生活费，我的通话记录里也还是熟悉的排列顺序。闭上眼睛，我还能感受到隔壁临床班的小哥哥三步上篮的魅力，就好像只是放了一个长假，我只要买一张车票，就能回到那个操场、那间教室、那张床一样。

　　毕业后，大家就像潺潺小溪汇入了浩瀚江海，忙忙碌碌的即将成为大多数，云云而已。同样是学医的，班里相当一部分的同学毕业后就转了行，或从商或从工，反正就是吵吵闹闹地离开了这冷漠的现实，非生即死的一行。

　　起初我也是极抗拒这一职业的，把在苦难、病魔下的人心，完完全全地剖析给你看，而你再热情似火再积极斗争，也只能做一个哀其不幸的旁观者，不能阻碍医学能力之外的不可抗力。这样说来，确实不免让人悲观了些，但凡事幸好都有个另一面。

我进入临床三个多月的时间里，由于科室的特殊性，住着的都是些病程长，病情重的血液病人，住院时间也都比较长。让我印象深刻的一床，是个年纪轻轻的小姑娘，十六七岁罢了，她特别像班里的三好学生、少先队员、中队长这样的人物，尤其那双出落得极其水灵的眼睛，眼神也是清澈明亮，若不是那身竖条纹的病号服，走在街上一定是个漂亮的女学生。只是我猜想，上天怕是有个奇怪的爱好：就是喜欢看漂亮姑娘遭受磨难，再在某一天消除磨难，还其自由身，做回自由人。从我工作的第一天起，我就开始注意到她了。最开始她不是我的管床病人，我也需要学习科室的规章制度和护理操作，便无交流，熟悉程度也只停留在每天给她分发口服药。是她那每一天早、中、晚、红的、黄的、蓝的、白的口服药，让我认识了科室总共80%的药物种类。本应还在青青草地挥洒诗一样青春的她，就不幸患上了中国十大癌症之一——白血病，俗称血癌。

直至后来，经历了移植预处理、回输和细胞0期的她解除隔离，挪了床位才归我管，但是每天依然腹泻严重，发热不断，听老师们说是移植后的排异反应。每日饮食正常却不见长肉，体重未增反跌，本来就瘦弱的身子，这回又轻了不少，那双神采奕奕的眼睛也变得暗淡无神。照顾她的妈妈再是个铁人，在此刻也着急得茶饭不思。我能做的也只能是人道主义关怀和医务人员行为准则操作，尽力做好小姑娘的护理就是一种帮助。

再后来，请了营养科医生会诊，制定了一套"养胃疗法"，每日医患双方都认真践行，小姑娘的胃肠道慢慢地恢复了许多，整个人也精神了不少。这前前后后的折腾了三个多月，现在就只要等到血象稳定了就可以卸下重担了。只要结果是好的，过程曲折了一点也无妨。

我想这三个多月的时间于我是无情的，它逼着我成长，逼着我适应环境，但是对于小姑娘来说，不止这三个月乃至以后的年月都是未来可期般的希望，我们虽不相同，但也相同，我们一样年轻，一样站在人生才刚刚开始的地方。

时间它其实是无辜的，只是每个当事人的心境不同，才使得它赋予了强烈的个人感情色彩。从一个在校学生转变成一个社会民事行为能力人，从一个做错事可以被无限原谅的角色变成一个彼此利益权利责任划分清楚的个体，两者之间的区别从来就不单单是一件校服，而是一个不亚于"我从哪里来？""要到哪里去？"这么禅意又令人深思的问题——"我要如何过好这短暂的一生？"

去流浪，去成长

作者　胡锦

　　2018 年的最后一个周末我坐在自己的小出租房里烤着火炉，看着窗外飘落的鹅毛大雪，我挺震惊的，即使前天我看了天气预报说会有大雪，但我总觉得再大的雪也不会在株洲这个（座）比较工业化的城市降临。这一份惊喜来得出乎意料，雪浩浩荡荡地持续到了 2019 年，谁曾想，2019 年最遥远的一个愿望就这样实现了，还真有点瑞雪兆丰年的意思！

　　00：00，电视里的节目主持人慷慨激昂地说到：2019 年啦，新年快乐！"新年快乐"这个短语就像舞台上帷幕两旁的拉绳，2018 年在它的拉扯中落幕了，2019 年在它的升降中开幕……

　　躺在床上的我对 2019 默默地说了一句"你好"，我忍不住地偷偷撩开了 2018 记忆的幕角。想起年初一大家子人都在商量我这一年该去哪里，该做什么，几乎所有人都说我应该还在家里休养一年，我却想出来看看。于是，我也就真的走出来了，在时间不留神时，这一年也到头了，没有遗憾，没有后悔，也没有不舍，突然觉得这一年应该是我人生二十余载过得最满意的一年。

都说行李箱里装不下我们想去的远方，但我把我的家乡、亲人、梦想都装进了行李箱，开始了人生的第一次背井离乡。第一次褪去了学生的身份走进这个社会，我很坦然，内心就像三月的晴天那样平和，并不慌乱。

《罗马假日》里有这样一句台词说：You can either travel or read，but either your body or soul must be on thy way. 后半句却成了我们人生的一个目标，于是在三月中旬我毫无准备的情况下，跟朋友来了场说走就走的旅行，来到火车站，发现这里并不像深夜，因为感受不到"人静"，原来有人一直都在路上。

工作、旅行、练书法，生活的车轮缓缓前行……悠悠岁月漫长，怎能浪费时光，去流浪，去换成长，从此我的悠悠岁月添了一笔浓墨，时则不晚！

短衣短裤好像已经不再仅为夏天代言了，夏，什么时候来的我也不清楚了。

以前在村子里，奶奶手中的竹蒲扇是夏天，爷爷的黑白背心是夏天，小孩的竹床是夏天，还有树上的蝉也是夏天。

当大家都穿上了短衣短裤，我还在穿外套，或许我在等夏天的到来，其实是生病后体质弱，对温度的感知不如常人了，直到有天正午出门看见了树上形单影只的蝉，它颤动着翅膀，应该是在鸣叫吧，但是我却一点也听不到。它貌似很倔强，即使别人听不见甚至看不见它，它也一定要为夏天伴奏，告诉人们酷夏来了。

夏天来了代表这一年过去一半了，朋友圈总有几个人在感叹"今年又过去一半了"，至于要说"又"，我在我师父的朋友圈里找到了答案，"又"表现了人们在感叹人生苦短的同时或许对自己的上半年做了总结，结果可能并不如人意，那就抓住下半年"与时俱进"吧。

我的工作是幼师，初来学校时，因为我不是专业对口，我就如同这里的幼儿一般，什么都不懂，什么都要学。

跟孩子们在一起总是开心的，他们无忧无虑，哭了一颗糖就能被甜笑，他们能在被欺负之后只需要一个对不起就马上开心起来，他们能在被老师批评之后马上抱着老师撒娇，孩子真的是这个世界上最单纯善良的人。

下半学期我还去配了舞蹈课，学习舞蹈的孩子午睡要比其他孩子少睡半小时，别的小朋友回家了他们可能还在舞蹈课练习基本功，有时压腿可能会疼哭，但是哭也不会把腿放下来。原来每一个人成功的种子都是由泪水灌溉、汗水施肥的。

一声"叮咚"打乱了那夜蝉鸣的交响曲，一个名叫"兴兴"的女孩子在湘雅二院层流的病友群里加了我的微信，那晚素不相识的我们聊了很久，就像是阔别已久的老友。后来我问她那么多病友为什么独独加了我，她说在吴老师的朋友圈里看见说我是他的徒弟，她很好奇吴老师的徒弟是什么样的。

是啊，吴老师这样优秀上进的人该有什么样的徒弟呢。事实上我并不是医护工作者，却是他们的病人，只因我对他的感激与崇敬就成了他的行外徒弟，他也因看中我有那么一点墨水而收了我这个徒弟。

后来在和吴老师聊到这个加微信原因时，他便打趣我说"你这下真的和白血称兄了（在我曾改编的《孔雀东南飞》中对再障的形容就是与白血称兄），作为我的徒弟你可得好好表现啊"。

原来兴兴是一名白血病患者，她也曾是一名白衣天使，我想上苍可能是见她做天使太累了，让她做一做娇气的公主吧。在移植期间，她受了不少罪，她说有时候一念之间就想放弃，可是想想自己的家人再苦也要撑下去，好在攻破种种难关，肿瘤君向她举了白旗。

我们聊了家常、病历、人生、理想以及未来，对于未来我们差一点就要与他擦肩而过，她说我们直面过生死，便不惧未来。

如果不是每天如同生物钟一般准时要吃的那几颗药丸，我可能都要忘了我是个处在康复期的病人，参加工作后，极少在病友群里冒泡，和病友聊天时自己如同一个医生一般会告诉他们要注意什么，有什么治疗可选择，这些治疗会有什么样的风险，就这样渐渐忘了自己病人的角色，也有人真的就把我当成医生了。

某天早上文豪大叔在病友群里一言引起了病友们的注意。原因是因他一年前做了 ATG 治疗，但血象依旧上不来，所以他用了民间偏方吃黄鼠狼来升血象，但本身就有糖尿病、高血压等这些慢性病史的他吃了黄鼠狼后引发胆囊结石复发痛不欲生，又因血小板太低而做不了手术陷入两难窘境。

于是，有一个病友私聊，以质问的口气问我层流病房到底治好了多少人，他父亲没有治好走了，随后又责问我是否对得起自己的良心，再又是一番恶毒的诅咒。经过沟通原来他以为我是医生，不知道是什么原因让他误会了我是医生，但群里的人都知道我是和他们一样的病友，经过我的解释他向我道了歉，并祝福了我，这件事就这样告一段落。

放下手机，我一直在回想他对误以为是医护人员的我说出的恶毒诅咒，我深感寒心。即使我不是一名医护工作者，我也只是偶尔给过病友鼓励与建议，对于他父亲的离开在他眼里我成了凶手。试想我如果真的是一名医生，那他还会用什么恶毒的语言甚至是行动来攻击我？

在一个月后的今天，我看了《人间世》第二季第四集，这一集记录了 100 例揭秘医患关系的真实案例。

《人间世》里面的 X 医生为肠梗阻患者坏死肠进行切除手术后一周病人因腹痛再次入院，由于感染严重不得不在上一次手术没有完全康复之前做了第二次手术。术中发现患者小肠粘连严重，很不幸，患者没能下来手术台，家属因此讨要说法，医院领导也提出疑问，在经过专家剖析之后认定该患者的死不属于医疗事故，X 医生也没有医疗错误，因为再没有更好的方案去救治这名患者。

影片旁白说到 X 医生的出镜只会对他造成负面影响，但他依然选择了出镜，因为 X 医生不止是他一个，因为医疗是一个比例，而不是一份承诺。

是啊，有一部分人喜欢把医护人员神化，当发现他们并不是神之后，他们把心里的落差化为了"医闹"。但医护人员终究也只是普通人，他们可以不眠不休是因为对生命有着超乎常人的敬畏，他们可以华佗再世是因为磨砺了千百次把那个成功的比例在无限放大，他们可以创造奇迹是因为你也有那一份小确幸。

一年过去了，关于成长我有了不一样的理解，某天妈妈给我打了电话，问我家里是重新装修还是等几年归家后重建，那瞬间我感受到了我的成长，这个家已经需要我来做主了，独生子女没人可商量，什么都要自己拿主意，妈妈唯一的靠山也只有我，我的决定不再是只关乎自己，更关系到一个小家，原来成长只需要一通电话。

某个晚上和姐姐躺在床上，她说我这一年长大了不少。以前我出趟门家里人都是从我出门开始就打电话，每隔半个小时打一次直到我平安回来。每次去长沙复查非要找一个人陪着去才安心，每次都不敢一个人出门，每次都不敢一个人坐火车、地铁、高铁……

现在我觉得自己能一个人上天入地，以前去过好几次的地方总不记得路，那是因为总有人在帮我记路，我只需要乖乖地跟着走就是了，以前一个人不敢做的都是因为另一个人帮我做了，现在不得不自己去做，我不会再一个人不敢出门，不会再不敢一个人坐车，不会再不敢一个人去长沙复查，不会再一出门都要一直打电话到回来。

原来成长就是没有人再替你负重前行，你要逼着自己继续向前，你会发现靠自己前行的脚印是那样清晰，它会让你记得你的来时路，不至于迷失了自己。

参考文献

[1] 刘飞飞, 沈建箴. 伴有 NOTCH1 基因突变的急性淋巴细胞白血病的研究及治疗进展[J]. 中国基层医药, 2020, 27(14): 1790-1792.

[2] 程诗佳, 马红霞, 王羽. 慢性淋巴细胞白血病治疗进展[J]. 白血病·淋巴瘤, 2020, 29(06): 381-384.

[3] 王季石. CAR-T 和 PD-1 单克隆抗体在急性髓系白血病治疗中的进展和趋势[J]. 中国实验血液学杂志, 2020, 28(03): 1069-1074.

[4] 慢性髓性白血病中国诊断与治疗指南(2020 年版)[J]. 中华血液学杂志, 2020, 41(05): 353-364.

[5] 贡铁军, 刘晶, 李朴, 孙萌, 马军. 急性髓系白血病治疗进展[J]. 白血病·淋巴瘤, 2020(04): 193-198.

[6] 沈悌. 血液病诊断及疗效标准[M]. 北京: 科学出版社, 2018.

[7] 黄亚丽, 杨丽萍, 谢治军, 黄刚, 黄继贤, 廖建军. 硼替佐米为主化疗方案治疗多发性骨髓瘤患者临床疗效及生存影响因素分析[J]. 河北医学, 2020, 26(07): 1186-1192.

[8] 许京淑, 向航, 邹禄平, 向金平. PCD 方案治疗伴或不伴有

骨病的多发性骨髓瘤疗效和预后比较及其与血清相关检测指标的相关性[J]. 现代肿瘤医学, 2020, 28 (18)：3231-3235.

[9] 黄勃, 吴春叶, 王晓桃. 多发性骨髓瘤治疗新进展[J]. 医学综述, 2019, 25 (08)：1511-1516.

[10] 林泽宇, 陈文明. 多发性骨髓瘤治疗进展[J]. 白血病·淋巴瘤, 2020 (03)：132-135.

[11] 陈妤, 沈文怡. 骨髓增生异常综合征相关遗传学异常[J]. 南京医科大学学报 (自然科学版), 2020, 40 (07)：1066-1069+1077.

[12] 李静, 胡建威, 刘庆荣. 荧光原位杂交与染色体核型分析对骨髓增生异常综合征的诊断作用[J]. 中国老年学杂志, 2020, 40 (10)：2179-2181.

[13] 肖志坚. 骨髓增生异常综合征的昨天、今天和明天[J]. 国际输血及血液学杂志, 2020, 43 (03)：185-189.

[14] 淋巴瘤诊疗规范 (2018 年版) [J]. 肿瘤综合治疗电子杂志, 2019, 5 (04)：50-71.

[15] 淋巴瘤之家.《2019 中国淋巴瘤患者生存状况白皮书》

[16] 葛均波, 徐永健. 内科学[M]. 9 版. 北京：人民卫生出版社, 2018.

[17] 2020 年 CSCO 淋巴瘤诊疗指南.

[18] 季艳萍, 孙自敏. 重型再生障碍性贫血治疗进展[J]. 器官移植, 2020, 11 (02)：293-297+310.

[19] 王涛, 马梁明, 朱秋娟, 贡蓉, 高志林, 田卫伟. 异基因造

血干细胞移植治疗合并感染重型再生障碍性贫血 36 例临床分析[J]. 中华血液学杂志, 2019(11): 959-961.

[20] 刘娟, 骆丹. 系统性红斑狼疮药物治疗的副作用及其预防[J]. 皮肤科学通报, 2018, 35(03): 328-334+241.

[21] 徐敏, 黄钟洲, 郭芝璇, 郭庆. 系统性红斑狼疮治疗指南解读及活动性判断[J]. 皮肤科学通报, 2018, 35(03): 287-295+238.

[22] 闫婷. 正念减压疗法在系统性红斑狼疮患者护理中的应用[J]. 当代护士(上旬刊), 2020, 27(07): 40-42.

[23] 项好枫, 潘婷. 护理干预对系统性红斑狼疮患者激素治疗依从性的影响体会[J]. 实用临床护理学电子杂志, 2020, 5(26): 131.

[24] Merlini G, Dispenzieri A, Sanchorawala V, et al. Systemic immunoglobulin light chain amyloidosis [J]. Nat Rev, Dis primers, 2018, 4(1): 38.

[25] 邱学谦, 李盛, 王文健. 系统性轻链淀粉样变性肾损伤治疗进展[J]. 中国实用内科杂志, 2020, 40(07): 590-594

[26] 杨龙, 白纯, 李先亮, 等. 免疫疗法治疗实体瘤研究进展[J]. 中国免疫学杂志, 2019, 35(5): 626-630+634.

[27] 汤静燕. 儿童恶性实体瘤诊断与治疗现状[J]. 中国实用儿科杂志, 2018, 33(10): 750-753.

[28] 陈金花, 马雅英, 单燕敏, 朱莉莉, 俞小蔚, 汤巧敏, 包营晓, 孔雪. 成年人诊断性腰椎穿刺后卧床时间和体位的最佳证据应用[J]. 中国实用护理杂志, 2020(04): 263-267.

［29］黄俊成，乔国庆，李文军，李向东. 腰椎穿刺活检技术及安全注意事项［A］. 中国中西医结合学会医学影像专业委员会（Chinese Imaging Society of Integrative Medicine）. 中国中西医结合学会医学影像专业委员会第十七次全国学术大会暨甘肃省中西医结合学会医学影像专业委员会第六届学术年会资料汇编［C］. 中国中西医结合学会医学影像专业委员会（Chinese Imaging Society of Integrative Medicine）：中国中西医结合学会，2019：1.

［30］董晓会. 心理干预应用于腰椎穿刺检查患者不良情绪控制的临床观察［J］. 中西医结合心血管病电子杂志，2019，7（15）：190.

［31］陈维红. 冷水和亚叶酸钙交替含漱预防大剂量甲氨蝶呤化疗致口腔溃疡的疗效观察［J］. 实用临床护理学电子杂志，2020，5（07）：27+54.

［32］陈秀娟. 亚叶酸钙漱口液预防化疗白血病患儿口腔溃疡的疗效［J］. 安徽卫生职业技术学院学报，2019，18（06）：130-131.

［33］冯振卿. CAR-T 细胞技术研究进展及发展趋势［J］. 南京医科大学学报（自然科学版），2020，40（07）：937-939+962.

［34］肖义军，周谷成. CAR-T 细胞免疫治疗肿瘤的原理和临床应用概述［J］. 生物学教学，2018，43（09）：4-5.

［35］孟瑞，徐丽，万滢. CAR-T 免疫疗法在血液系统恶性肿瘤病人中的应用进展［J］. 护理研究，2020，34（10）：1759-1763.

[36] 蒙艺方. 异基因造血干细胞移植骨髓供者围手术期的护理[J]. 中西医结合护理(中英文), 2019, 5(10)：145-146.

[37] 陆辉, 王冰, 祁兴顺. 干细胞文献汇总分析[J]. 医学信息, 2019, 32(24)：32-35+46.

[38] 吴海竞, 陆前进. 系统性红斑狼疮发病机制的研究进展[J]. 皮肤科学通报, 2018, 35(03)：249-257+235.

[39] Ennis G, Kirshbaum M, Waheed N. The beneficial attributes of visual art-making in cancer care：an integrative review[J]. Eur J Cancer Care(Engl), 2018, 27(1).

图书在版编目（CIP）数据

造血干细胞移植患者健康教育与心理疏导 / 袁晓等
主编. —长沙：中南大学出版社，2023.9
　　ISBN 978-7-5487-4537-2

　　Ⅰ.①造… Ⅱ.①袁… Ⅲ.①造血干细胞－干细胞
移植－普及读物 Ⅳ.①R457.7-49

　　中国版本图书馆 CIP 数据核字（2021）第 135003 号

造血干细胞移植患者健康教育与心理疏导
ZAOXUE GANXIBAO YIZHI HUANZHE JIANKANG JIAOYU YU XINLI SHUDAO

袁　晓　邓明扬　颜文哲　王志华　主编

□出 版 人	吴湘华	
□责任编辑	谢新元	
□责任印制	李月腾	
□出版发行	中南大学出版社	
	社址：长沙市麓山南路	邮编：410083
	发行科电话：0731-88876770	传真：0731-88710482
□印　　装	广东虎彩云印刷有限公司	

□开　　本	880 mm×1230 mm 1/32	□印张 6.625	□字数 115 千字
□版　　次	2023 年 9 月第 1 版	□印次 2023 年 9 月第 1 次印刷	
□书　　号	ISBN 978-7-5487-4537-2		
□定　　价	46.00 元